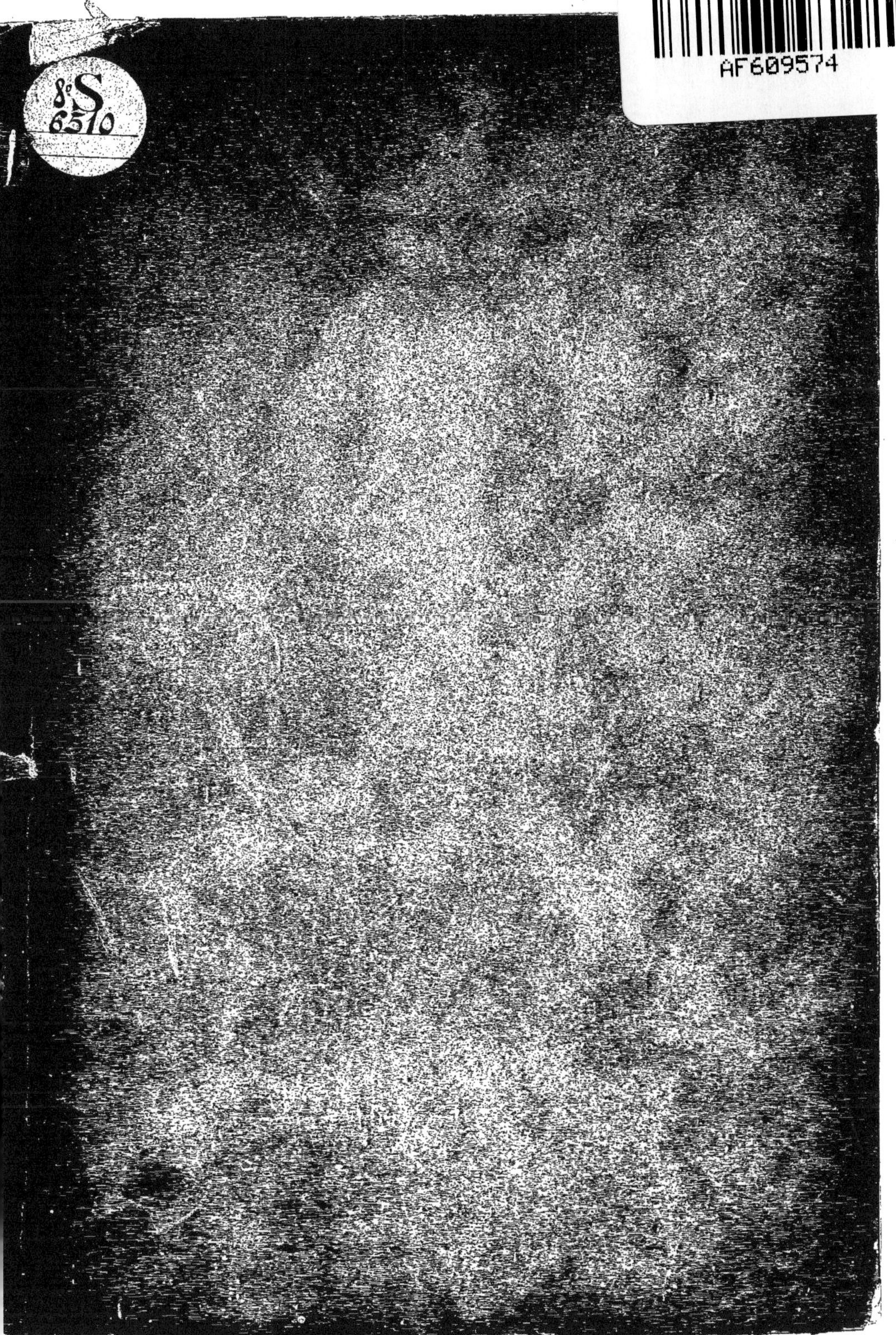

EXTRAIT

DU

BULLETIN SCIENTIFIQUE

DE LA FRANCE

ET DE LA BELGIQUE.

PUBLIÉ PAR

ALFRED GIARD,

Chargé de cours à la Sorbonne (Faculté des Sciences),
Maître de Conférences à l'École Normale Supérieure.

DIAGNOSES D'ESPÈCES NOUVELLES

DE

SARCOPTIDES PLUMICOLES (ANALGESINÆ),

PAR

LE Dr E. L. TROUESSART,

2e MÉMOIRE,

Avec la collaboration de M. G. NEUMANN,
Professeur à l'École vétérinaire de Toulouse.

PARIS,
OCTAVE DOIN, Éditeur,
8, Place de l'Odéon, 8
1888

BULLETIN SCIENTIFIQUE
DE LA FRANCE ET DE LA BELGIQUE,
(REVUE MENSUELLE)

IIIe SÉRIE, 1re ANNÉE. IX-XII, SEPTEMBRE-DÉCEMBRE.

SOMMAIRE :

PRIX DE L'ABONNEMENT :

Pour la France et l'Étranger, **UN AN, 15 FRANCS.**

Les abonnements partent du 1er Janvier de chaque année.

PRIX DU NUMÉRO, 1 FRANC 25.

Changement d'adresse :

Adresser tout ce qui concerne la Rédaction au Professeur **A. GIARD, 14, rue Stanislas, PARIS.**

DIAGNOSES D'ESPÈCES NOUVELLES

DE

SARCOPTIDES PLUMICOLES (*ANALGESINÆ*),

PAR

LE Dr E. L. TROUESSART,

2e MÉMOIRE,

Avec la collaboration de M. G. NEUMANN,

Professeur à l'École vétérinaire de Toulouse.

Planches XXII à XXVII.

Depuis la publication de notre premier Mémoire, sous ce même titre (dans le *Bulletin de la Société d'études scientifiques d'Angers*, 1886, p. 185), M. le Dr S. A. POPPE, de Vegesack, a publié (*Abhandl. naturw. Ver. Bremen*, Bd. X), un travail intitulé « *Ueber parasitische Milben* », dans lequel il donne une liste générale de tous les Analgésiens décrits jusqu'à ce jour, en les rapportant à l'espèce d'oiseaux sur laquelle chacun d'eux vit ordinairement. Cette liste rendra les plus grands services aux naturalistes qui voudront, à l'avenir, étudier ce groupe si nombreux et si intéressant des Sarcoptides plumicoles. Nous essaierons de résumer ici ce travail, afin de donner une sorte de statistique approximative de l'état de nos connaissances sur le groupe des Analgésiens et d'indiquer les types ornithologiques qui n'ont pas encore été examinés sous ce rapport, ou qui l'ont été incomplètement. Nous ferons quelques additions à la liste du Dr POPPE, d'après nos recherches les plus récentes.

Familles Ornithologiques dont les Sarcoptides plumicoles sont connus. — Dans ce résumé, nous suivrons l'ordre du « *Hand-List of Birds* » de GRAY (1869-1871), ouvrage commode à compulser, bien qu'il remonte à une vingtaine d'années, et qui se trouve entre les mains de tous les naturalistes. Pour chaque ordre ou sous-ordre nous indiquerons les genres de Sarcoptides qui lui sont propres, et à la suite du nom de chaque famille d'oiseaux, nous donnerons le chiffre *approximatif* des genres et des espèces d'*Anagelsinæ* que l'on rencontre habituellement sur ceux de ses représentants qui ont été étudiés à ce point de vue.

AVES.

Ordo I. Accipitres.

Genres *Pterolichus*, *Pteronyssus*, *Protalges*, *Megninia*, *Cheylabis*.

Familles ornithol.

Gypaetidæ, Vulturidæ. — 1 g., 1 sp.
Falconidæ. — 5 g., 9 sp.
Serpentaridæ. — ....
Strigidæ. — 4 g., 6 sp.

Ordo II. Passeres.

Sub-ordo 1. *Fissirostres*.

Genres *Pterolichus*, *Pteronyssus*, *Megninia*. *Alloptes*, *Pterocolus*, *Pterodectes*.

Caprimulgidæ. — 4 g., 5 sp.
Cypselidæ. — 5 g., 6 sp.
Hirundinidæ. — 4 g., 7 sp.
Coraciadæ. — 2 g., 2 sp.
Eurylaimidæ. — 3 g., 5 sp.
Todidæ. — ....
Momotidæ. — ....
Trogonidæ. — 2 g., 2 sp.
Bucconidæ. — 5 g., 2 sp.
Alcedinidæ. — 2 g., 2 sp.
Meropidæ. — 3 g., 4 sp.
Galbulidæ. — ....

Sub-ordo 2. *Tenuirostres*.

Genres *Protalges*, *Megninia*, *Analges*, *Proctophyllodes*, *Alloptes*, *Pterodectes*.

Upupidæ. — ....
Promeropidæ (Nectarinidæ). — 2 g., 2 sp.
Cærebidæ. — ....
Trochilidæ. — 6 g., 15 sp.
Meliphagidæ. — 4 g., 5 sp.

Anabatidæ (Sittidæ). — 1 g., 1 sp.
Certhiidæ. — 1 g., 2 sp.
Menuridæ. — 1 g., 2 sp.
Pteroptochidæ. — ....
Troglodytidæ. — 2 g., 2 sp.

Sub-ordo 3. *Dentirostres.*

Genres *Megninia*, *Analges*, *Alloptes*, *Pterocolus*, *Pterodectes*, *Proctophyllodes*, *Dermoglyphus*.

Luscinidæ (Sylviadæ). — 5 g., 13 sp.
Paridæ. — 5 g., 7 sp.
Chamæadæ. — ....
Mniotilidæ (Sylvicolidæ). — 3 g., 3 sp.
Turdidæ. — 3 g., 3 sp.
Hydrobatidæ. — ....
Eupetidæ (*et* Mesitidæ). — 2 g., 2 sp. (sur *Mesites*) (1).
Pycnonotidæ. — ....
Dicruridæ. — 2 g., 2 sp.
Artamidæ. — ....
Oriolidæ. — 2 g., 2 sp.
Pittidæ. — 2 g., 2 sp.
Formicariidæ. — ....
Ægithinidæ (Timalidæ). — ....
Muscicapidæ. — 2 g., 2 sp.
Tyrannidæ. — 6 g., 7 sp.
Ampelidæ. — 2 g., 3 sp.
Cotingidæ (Pipridæ). — 2 g., 3 sp.
Vireonidæ. — 2 g., 2 sp.
Laniidæ. — 3 g., 4 sp.

Sub-ordo 4. *Conirostres.*

Genres *Pterolichus*, *Pteronyssus*, *Analges*, *Megninia*, *Proctophyllodes* (et sous-genres).

Corvidæ. — 6 g., 14 sp.
Paradiseidæ. — 4 g., 6 sp.
Sturnidæ (*et* Eurycerinæ). — 5 g., 10 sp.
Icteridæ. — 2 g., 2 sp.
Ploceidæ. — 2 g., 3 sp.
Tanagridæ. — 2 g., 2 sp.
Fringillidæ (et Emberizidæ). — 6 g., 14 sp.
Alaudidæ. — 3 g., 7 sp.

(1) D'après les récents travaux de M. A. Milne-Edwards, le genre *Mesites* n'est pas ici à sa place et doit être rangé parmi les *Grallæ*, non loin des *Rallidæ*.

Coliidæ. — 2 g., 2 sp.
Musophagidæ. — 7 g., 12 sp.
Opisthocomidæ. — ....
Bucerotidæ. — 6 g., 22 sp.

Ordo III. Scansores.

Genres *Pterolichus*, *Pteronyssus*, *Megninia*, *Protalges*, *Paralges*, *Xolalges*, *Allanalges*, *Analloptes*, *Pterocolus*, *Pterodectes*, *Proctophyllodes*.

Ramphastidæ. — 7 g., 9 sp.
Psittacidæ (et Cacatuidæ). — 6 g., 24 sp.
Strigopidæ. — 1 g., 1 sp.
Capitonidæ. — 3 g., 5 sp.
Picidæ. — 5 g., 11 sp.
Cuculidæ. — 6 g., 8 sp.

Ordo IV. Columbæ.

Genres *Falciger*, *Megninia*, *Pterophagus*.

Columbidæ (et Gouridæ). — 3 g., 4 sp.
Didunculidæ. — ....

Ordo V. Gallinæ.

Genres *Freyana*, *Pterolichus*, *Xoloptes*, *Megninia*, *Dermoglyphus*, *Cheylabis*.

Pteroclidæ. — ....
Cracidæ (Penelopidæ). — 5 g., 7 sp.
Megapodidæ. — 4 g., 6 sp.
Phasianidæ. — 5 g., 9 sp.
Tetraonidæ. — 5 g., 10 sp.

Ordo VI. Struthiones.

Genres *Pterolichus*, *Paralges*, *Neumannia*.

Struthionidæ (*et* Rheidæ). — 2 g., 2 sp.
Casuaridæ. — 1 g., 1 sp.
Apterygidæ. — ....
Tinamidæ. — 2 g., 2 sp.

Ordo VII. Grallæ.

Genres *Freyana, Pterolichus, Syringobia, Xoloptes, Megninia, Analloptes, Alloptes, Pterocolus, Pterodectes.*

Otitidæ. — 1 g., 1 sp.
Charadriidæ (*et* Œdicnemidæ). — 6 g., 14 sp.
Glareolidæ. — ....
Thinocoridæ. — ....
Chionidæ. — ....
Hœmatopodidæ. — 2 g., 3 sp.
Psophiidæ. — 2 g., 2 sp.
Cariamidæ. — ....
Gruidæ. — 3 g., 3 sp.
Eurypygidæ. — ....
Rhinochetidæ. — ....
Ardeidæ. — 6 g., 7 sp.
Ciconiidæ (*et* Scopidæ). — 5 g., 7 sp.
Balænicipitidæ. — ....
Plataleidæ. — 3 g., 3 sp.
Tantalidæ (Ibididæ). — 5 g., 17 sp.
Dromadidæ. — 2 g., 2 sp.
Scolopacidæ. — 6 g., 18 sp.
Phalaropodidæ. — ....
Rallidæ (*et* Aramidæ). — 7 g., 13 sp.
Gallinulidæ. — 2 g., 3 sp.
Heliornithidæ. — 3 g., 4 sp.
Parridæ (*ou* Jacanidæ). — 1 g., 1 sp.
Palamedeidæ. — ....

Ordo VIII. Anseres.

Genres *Freyana, Pterolichus, Bdellorhynchus, Pteronyssus, Megninia, Nealges, Alloptes, Pterodectes.*

Phœnicopteridæ. — 2 g., 2 sp.
Anatidæ. — 4 g., 7 sp.
Colymbidæ (*et* Podicipidæ). — ....
Alcidæ. — 1 g., 2 sp.
Spheniscidæ. — 1 g., 1 sp.
Uriidæ. — ....
Procellaridæ (*et* Diomedeidæ). — 5 g., 6 sp.
Laridæ (*et* Stercoraridæ). — 5 g., 16 sp.
Phaetonidæ. — 2 g., 5 sp.
Plotidæ (*ou* Anhingidæ). — 4 g., 4 sp.
Pelecanidæ. — 8 g., 14 sp.

D'après ce tableau, on voit que 28 familles (*Serpentaridæ*, *Todidæ*, *Momotidæ*, *Galbulidæ*, *Upupidæ*, *Cærebidæ*, *Pteroptochidæ*, *Chamæadæ*, *Hydrobatidæ*, *Eupetidæ*, *Pycnonotidæ*, *Artamidæ*, *Formicariidæ*, *Timalidæ*, *Opisthocomidæ*, *Didunculidæ*, *Pteroclidæ*, *Apterygidæ*, *Glareolidæ*, *Thinocoridæ*, *Chionidæ*, *Cariamidæ*, *Eurypygidæ*, *Balænicipidæ*, *Rhinochetidæ*, *Phaloropodidæ* et *Uriidæ*), sont totalement inconnues au point de vue de leurs parasites ou commensaux du groupe des Acariens. D'autres le sont très incomplètement, une ou deux espèces d'oiseaux seulement ayant été examinées dans des groupes beaucoup plus nombreux en genres et en espèces.

Nous avons l'intention de reprendre cette étude d'une façon méthodique, c'est-à-dire en suivant l'ordre des classifications ornithologiques, genre par genre et espèce par espèce, ce qui nous permettra (en tenant compte des chances plus ou moins favorables que présente ce genre de recherches), de laisser très peu d'espèces de côté. Sous ce rapport, la riche collection d'oiseaux en peaux que possède le Muséum de Paris, et que M. le professeur A. Milne Edwards, secondé par M. Oustalet, veut bien mettre à notre disposition, nous offrira des facilités et des ressources inappréciables, spécialement au point de vue de la détermination exacte des types ornithologiques.

Dès à présent, on peut voir que les divers types ornithologiques sont très inégalement partagés sous le rapport du nombre d'espèces d'Analgésiens qui les fréquentent. C'est ainsi que la famille des Calaos (*Bucerotidæ*) dont on ne connaît pas plus d'une quarantaine d'espèces, possède déjà vingt-deux espèces d'*Analgesinæ*, que l'on trouve réunies souvent, par sept ou huit espèces, sur le même oiseau, et ce chiffre est très probablement au-dessous de la vérité. De même les *Tantalidæ* (comprenant les *Ibis*), qui ne comptent pas beaucoup plus de 30 espèces, ont déjà 17 espèces de Sarcoptides plumicoles. — Au contraire, les *Fringillidæ*, qui sont représentés, rien qu'en Europe, par près de 50 espèces, et par un chiffre dix fois plus fort dans le monde entier, ne nourrissent que 14 espèces, et cependant les espèces européennes sont presque toutes connues. Le peu que nous savons des types exotiques n'augmente pas sensiblement ce chiffre. Enfin les *Sylviidæ*, qui sont encore plus nombreux, notamment en Europe, n'ont fourni que 13 espèces. — On voit donc que, sous ce rapport, les Passereaux chanteurs sont beaucoup moins intéressants que les autres ordres ou sous-ordres.

D'une façon générale, on peut dire que *tous les oiseaux de la taille du merle et au-dessous* présentent, dans un même groupe naturel, *peu de variété* au point de vue des Analgésiens qu'ils nourrissent. Les *oiseaux de moyenne taille* (entre la taille du grand Corbeau ou un peu plus et celle du Geai), *paraissent les plus intéressants* (1). Les très grands oiseaux (à l'exception peut-être des *Struthionidœ* et types voisins, encore très mal connus à ce point de vue), présentent moins d'intérêt que les précédents.

S'il s'agissait de ranger les ordres et sous-ordres d'oiseaux suivant leur importance au point de vue de leurs parasites, on pourrait les placer à peu près dans l'ordre suivant :

1. Grallæ, Anseres.
2. *Bucerotidœ*, Accipitres.
3. Gallinæ, Scansores.
4. Columbæ.
5. Passeres.

Espèces européennes d'Analgesinæ *récemment figurées par* M. Berlese. — Ainsi que nous l'avions annoncé dans notre premier mémoire, M. le professeur A. Berlese a figuré dans ses *Acari, Myriapoda et Scorpiones hucusque in Italia reperta*, un certain nombre d'espèces européennes dont nous lui avions communiqué les types, décrits dans nos diverses publications sur les *Sarcoptides plumicoles*. Nous croyons utiles de donner ici une liste complète de toutes les espèces et variétés figurées dans l'ouvrage de M. Berlese. Le numéro qui suit le nom de chaque espèce indique le fascicule dans lequel a paru la planche qui s'y rapporte :

Freyana anatina, XXIV.
Crameria lunulata, var. major, XVI.
— — var. lyra, id.

(1) Nous citerons comme exemples : *Phaeton œthereus* (qui porte *Alloptes phaetontis*) ; *Pandion haliœtus*, rapace de taille moyenne (qui possède *Pteronyssus fuscus*) ; *Sula bassana* (*Freyana caput-medusœ*) ; les Calaos (*Oustaletia pegasus*, *Pterolichus vexillarius*, etc.), pour ne citer que les espèces géantes du groupe des Analgésiens

Pterolichus	charadrii, XXXII.
—	delibatus, XXVII.
—	cuculi, XXXVII.
—	vanelli, XXVII.
—	totani, XXXVIII.
—	Rehbergii, var. gracilis, XXXII.
Falciger	rostratus, XXVII.
Bdellorhynchus	polymorphus, XXVIII.
Xoloptes	claudicans, XVIII.
Pteronyssus	picinus, XXIV.
—	striatus, id.
—	pallens, id.
—	truncatus, XVI.
—	nuntiæ-veris, id.
—	obscurus, XVIII.
—	brevipes, id.
—	parinus, IV.
—	puffini, XXXVIII.
Protalges	attenuatus, XXV.
—	accipitrinus, XXXVII.
Megninia	pici-majoris, XXV.
—	strigis-osti, id.
—	cubitalis, IV.
—	velata, XVI.
—	œstivalis, XXV.
—	— var. sub-integra, XXVI
—	gallinulæ, id.
—	— var. major, id.
—	columbæ, XXVII.
—	rallorum, XXXVII.
—	ibidis, id.
Analloptes	stellaris, XXXVIII.
—	Megnini, XXXVII.
—	— var. falcinelli, XXXVII
Xolalges	scaurus, id.
Analges	corvinus, XXIV.
—	bidentatus, id.
—	tridentulatus, id.
—	pachycnemys, id.
—	unidentatus, XXVII.
—	passerinus, XV.
—	mucronatus, id.
—	Nitzchii, XXVII.
—	clavipes, XV.
—	— var. incertus, XV.
Alloptes	hemiphyllus, XVI.
—	microphyllus, id.
—	crassipes, var. curtipes, XXXVII.
—	quadrisetatus, XXV.

Alloptes cypseli, id.
Pterocolus ortygometræ, XXVII.
— Edwardsii, XXV.
— corvinus, XXIV.
— — var. Rosterii, XVI.
— appendiculatus, XXIV.
— — var. minutipes, XVI.
Pterodectes rutilus, XXV.
— cylindricus, XXVII.
— bilobatus, id.
Proctophyllodes ampelidis, id.
— stylifer, XXV.
Pterophagus strictus, id.

soit, jusqu'à ce jour, 65 espèces ou variétés d'Europe.

Le nombre des espèces connues dans le monde entier dépasse 400, chiffre qui sera peut-être doublé par les recherches ultérieures.

Les planches qui accompagnent le présent mémoire ont été dessinées par M. NEUMANN à la chambre claire et reproduites en *glyptographie* par le procédé SYLVESTRE.

DESCRIPTION DES ESPÈCES ET GENRES NOUVEAUX.

Genre FREYANA (HALLER).

Section B. — (*Espèces à pattes coniques*).

Freyana tarandus, *n. sp.*

(Pl. XXII, fig. 1 *a*, 1 *b*, 1 *c* et 2).

Espèce voisine de *F. Halleri*, mais le mâle encore plus asymétrique, très reconnaissable à la forme des poils de la plaque de l'épistome, qui sont très forts, aplatis, contournés, branchus, l'un d'eux ayant l'apparence d'un *bois de Renne* terminé par une palmure à cinq pointes ou davantage.

Mâle très asymétrique, à épimères confluents, les antérieurs en Y. Plaque de l'épistome formant un tubercule en forme de bosse qui porte 4 poils très modifiés, de forme variable, présentant dans le type (sur *Ibis melanocephala*) l'apparence suivante : la bosse de l'épistome est déjetée à gauche ; le 1er poil de ce côté est bifide, en bois de Cerf à andouiller basilaire presque aussi long que le merrain : 2e poil, le plus long de tous, aplati en bois de Renne et terminé par une palmure à 3 pointes principales et 6 à 8 dentelures entre la 2e et la 3e ; le 3e poil aussi long mais plus grêle, fourchu, ayant son andouiller vers son milieu ou son tiers supérieur ; le 4e poil plus court, en forme de corne lyrée. Deux poils sur les flancs, en avant du sillon thoracique, dirigés en arrière : à gauche, le premier très long, plus long que le corps ; le second des deux tiers moins long ; à droite, le premier en dague courte, le second aussi long que la largeur du corps : deux autres poils en dague insérés sur le dos à l'aisselle de la deuxième paire de pattes. Lame des flancs très développée après le sillon thoracique. Une échancrure en demi-cercle en avant des lobes qui sont quadrilatères, séparés par une échancrure cordiforme, subdivisés chacun en 3 ou 4 lobules à bords carrés, transparents, dont chacun porte un poil en feuille, à pointe plus ou moins lancéolée et allongée. Un poil en feuille bifide sur les flancs, en avant de l'échancrure. Un fort poil court dirigé transversalement de chaque côté de l'échancrure anale, croisé avec celui de l'autre côté. Organe génital en forme de corne ou de crochet pointu et recourbé. Pattes antérieures plus développées à droite qu'à gauche ; un poil en feuille, à gauche, en dehors, sur le deuxième article de la deuxième paire ; le poil correspondant, à droite, est un simple piquant. Plaque notogastrique transparente mais gaufrée, toute couverte de tubercules arrondis comme des nummulithes, et dont le disque présente plusieurs cercles concentriques. — Dans la variété qui vit sur *Ibis strictipennis*, les deux poils médians de l'épistome sont aplatis et terminés également par une large palmure, mais le gauche est plus long et plus fort que le droit.

Femelle en ovale court, presque ronde, très semblable à celle de *F. Halleri*, des rudiments des lobes du mâle se montrant sous forme de dentelures entre les poils en feuilles de l'extrémité abdominale. Plaque notogastrique faiblement réticulée. — Larves et jeunes nymphes plus larges que longues.

Dimensions : celles de *F. Halleri*.

Habitat. — Le type sur *Ibis melanocephala* de l'Inde, et la variété sur *Ibis strictipennis* des Moluques et d'Australie, et sur *Ibis melanopis* de l'Amérique Méridionale (Patagonie) — (Muséum de Paris).

Section A. — (*Espèces à pattes grêles*).

Freyana oblonga, *n. sp.*

Très allongé, deux fois plus long que large, avec des lobes bien distincts chez le mâle. D'ailleurs semblable à *F. pelargica*. Épimères antérieurs en Y. Des glandes rouges aux épimères antérieurs.

Mâle plus allongé que la femelle, à abdomen terminé par deux lobes séparés par une échancrure profonde, cordiforme. Chaque lobe subdivisé en trois lobules transparents, anguleux, dont le plus interne forme une pointe transversale dirigée vers celle de l'autre côté à la base de l'échancrure, et porte un poil court, aplati en lame d'épée romaine, dirigé obliquement en dedans. Le lobule médian quadrilatère, en trapèze, portant un poil long, à base dilatée en feuille. Le lobule externe quadrilatère, plus petit que les précédents, portant un poil semblable.

Deux poils courts recourbés en dague, sur les côtés, en avant de ce lobe; un autre un peu plus en avant. Plaque notogastrique présentant une échancrure arrondie latérale, comblée par la lame des flancs qui est bien entière et sans aucune trace d'échancrure jusqu'aux lobes. Un tubercule en forme de manchette au pénultième article de la première paire de pattes. Organe génital recourbé en arrière, en forme d'épée ou de flagellum long et grêle (comme celui de *F. gracilipes*).

Femelle un peu plus courte que le mâle, à abdomen entier, terminé par des poils simples ou en dagues, courts et grêles. Du reste semblable à celle de *F. pelargica*. Nymphes et larves plus courtes, presqu'ovales.

Dimensions : mâle, *long.* 0mm 50; *larg.* 0mm 30.
femelle, *long.* 0 52; *larg.* 0 35.

Habitat. — Sur *Ibis hagedash*, d'Afrique (Colonie du Cap, Sennaar, etc.) — (Muséum de Paris).

Section B. — (*Pattes coniques; abdomen du mâle lobé*).

Freyana marginata, *var.* grandiloba, *n. var.*

(Pl. XXII, fig. 3, 4 *a*, 4 *b*).

Mâle (*hétéromorphe*) : à abdomen carré et profondément échancré, à lobes abdominaux plus longs, plus grêles et plus échancrés que dans le type, rappelant la forme de l'abdomen des *Pterolichus totani* et *Pt. Ninnii*. Ces deux *lobes trois fois plus longs que larges*, parallèles, terminés chacun par un bord dentelé, un peu élargi et palmé, et portant 2 longs poils et 2 piquants courts, un en dedans et l'autre en dehors. Échancrure abdominale presque carrée, comblée par une feuille transparente dont le bord libre est échancré en demi-cercle. Lame transparente des flancs dilatée au niveau de la base des lobes. D'ailleurs semblable au type homéomorphe.

Femelle, absolument semblable à celle du type.

Dimensions : celles du type, mais avec des proportions différentes chez le mâle.

Remarque. — Ce mâle, si différent de sa femelle par la forme de l'abdomen, représente évidemment le type *hétéromorphe* de l'espèce, mais comme cette variété n'a encore été trouvée que sur le Bec-en-ciseaux d'Amérique (*Rhynchops atra*), et la variété à mâle *homéomorphe* sur le Bec-en-ciseaux d'Afrique (*Rh. flavirostris*), il convient de les décrire comme deux variétés géographiques malgré l'identité absolue des femelles.

On trouve, du reste, avec le mâle hétéromorphe que nous venons de décrire, le type intermédiaire (*mâle ayant les lobes abdominaux seulement deux fois plus longs que larges, et un peu convergents*), formant le passage au type homéomorphe qui a *les lobes aussi larges que longs, presque carrés.*

Habitat. — Sur le Bec en-ciseaux (*Rhynchops atra*), des côtes d'Amérique (Floride, Antilles, Guyane) — (Collection Deyrolle).

Sous-genre MICROSPALAX, TRT. et MÉGN.

Freyana (Microspalax) manicata, *var.* **major,** *n. var.*

Mâle (1), plus grand et surtout plus allongé que dans le type, l'abdomen un peu rétréci en arrière avec l'échancrure abdominale à bords presque quadrangulaires, la lame transparente des flancs réduite à une dilatation aliforme formant saillie au niveau des ventouses copulatrices; les pattes postérieures fortement coniques, avec une crête transparente sur le bord externe des deux derniers articles.

Femelle, semblable à celle du type mais plus grande, présentant six paires de glandes d'un rouge de sang, soit une paire à la base du rostre, une à la base de chaque paire de membres sous les épimères, et une dans l'abdomen à la place ordinaire des néphridies qui ne paraissent pas développées comme d'ordinaire.

(Le mâle présente des rudiments de ces mêmes glandes, sauf la dernière paire remplacée par des glandes jaunâtres (néphridies), placées en avant des ventouses copulatrices).

Dimensions : mâle, *long.* $0^{mm}65$; *larg.* $0^{mm}30$.
femelle, *long.* 0 55; *larg.* 0 27.

Habitat. — Sur le Pétrel du Cap (*Daption capensis*), de l'Océan Atlantique austral.

Genre PTEROLICHUS, ROBIN (2).

Sous-genre PTEROLICHUS proprement dit.

Section D. — *Pterolichi delibati.*

L'espèce suivante est intermédiaire à cette section et à la section G (*Pl. thecati*).

(1) On peut considérer cette forme comme le mâle *hétéromorphe* et le mâle de la *var. brevipes* comme le mâle *homéomorphe.*

(2) Nous décrivons dans un autre mémoire un certain nombre de très petites espèces dont le type est *Pterolichus dermicola*, et qui nous paraissent devoir être éloignées des *Ptérolichés* en raison de leurs mœurs qui sont « *épidermicoles* » et non « *plumicoles.* » (V. *Bulletin de la Société d'Études Scientifiques d'Angers*, 1888, avec 3 planches).

Pterolichus grandis, *n. sp.*

Allongé, à rostre grand et fort (surtout chez le mâle). D'un roux vif uniforme, le rostre et les pattes un peu plus foncés, les épimères étroits, peu colorés; les antérieurs en Y. Deux poils grêles sur les flancs, très en arrière du sillon thoracique. Partie antérieure du corps emboîtée dans la partie postérieure au niveau de ce sillon (comme chez les *Pterolichi thecati*).

Mâle à pattes longues, fortes, surtout les postérieures, celles de la troisième paire à hanches fortes, continuant la ligne des flancs, dépassant l'extrémité de l'abdomen, portant sur le bord interne deux courts piquants, l'un au tarse, l'autre à l'avant-dernier article; celles de la quatrième paire dépassant l'abdomen à peu près de la longueur des deux derniers articles, avec un court piquant seulement au tarse. Abdomen profondément bilobé avec une échancrure étroite, triangulaire, entre les deux lobes, qui sont allongés, elliptiques, à bord libre un peu sinué en arrière et portent chacun 4 longs poils, deux à l'extrémité et deux en dehors. Organe génital en forme de compas ouvert, situé au niveau des épimères de la troisième paire. Ventouses copulatrices, cratériformes, grandes et larges, à bords crénelés, à infundibulum en rosace, placées en avant du sommet de l'échancrure abdominale. Plaque de l'épistome soudée à la plaque notogastrique et ne formant qu'un avec elle, plissée longitudinalement jusqu'au niveau de la deuxième paire de pattes, puis plissée transversalement jusqu'au sillon thoracique, tuberculeuse et réticulée au niveau de la troisième paire, s'amincissant ensuite et devenant transparente au-dessus des lobes abdominaux.

Femelle plus petite que le mâle, à pattes plus courtes, les postérieures un peu sous-abdominales, ne dépassant pas l'extrémité de l'abdomen qui est entier avec deux longs poils entre deux poils courts, de chaque côté. Vulve en V ou en U renversé, à bords fortement plissés, surmontée d'un épimérite en arc à peine distinct.

Dimensions : mâle, *long.* $0^{mm}80$ à $1^{mm}00$; *larg.* $0^{mm}30$ (au sillon thoracique)
femelle, *long.* 0 75 à 0 80; *larg.* 0 20 à $0^{mm}25$.

Habitat. — Sur l'Hirondelle de mer épouvantail (*Hydrochelidon fissipes*) des côtes de France (notamment dans le tuyau de plumes). — Par M. René Martin, du Blanc (Indre).

Section B. — *Pterolichi obtusi.*

Pterolichus simplex, *var.* **tyroglyphinus,** *n. var.*

Mâle hétéromorphe semblable au type, mais à mandibules (chélicères) tres grosses et très fortes (comme chez les Tyroglyphes), dépassant l'extrémité des palpes. Ventouses copulatrices très petites, de chaque côté de l'anus.

Dimensions : celles du type (sauf les proportions des mandibules).

Habitat.—Sur l'Hirondelle de mer à ailes blanches (*Hydrochelidon leucoptera*) des côtes de France, dans le tuyau des plumes. — Par M. René Martin, du Blanc.

Pterolichus anomalus, *n. sp.*

En ovale plus ou moins allongé, l'abdomen entier dans les deux sexes. D'un roux vif avec les épimères d'un roux plus foncé. Epimères antérieurs libres. Plaques dorsales criblées dans les deux sexes. Un piquant au sillon thoracique, puis un piquant et un poil grêle un peu plus en arrière (cette espèce se rapproche par sa forme générale de *Pt. cataphractus*).

Mâle plus court que la femelle, à pattes assez grêles, les antérieures plus longues que les postérieures qui dépassent l'abdomen. Celui-ci entier, arrondi, portant de chaque côté : un poil court, bifide dès la base, un poil plus long et un poil grêle et court en dehors. Ventouses copulatrices très différentes de celles des autres espèces du genre : composées de deux fossettes profondes situées à l'extrémité de l'abdomen, de chaque côté de l'anus ; au fond de chacune de ces fossettes est un tubercule en forme de dé à coudre, à sommet arrondi (Cette disposition rappelle un peu celle des ventouses des *Proctophyllodes*). Organe génital immédiatement en avant de l'anus, en arrière, par conséquent, de la quatrième paire de pattes.

Femelle, plus grande et plus allongée que le mâle, à abdomen entier terminé par un tubercule incolore impair, grêle et en forme de crochet, deux poils longs de chaque côté. Vulve en V très allongé, surmontée d'un épimérite en arc.

Dimensions : mâle, *long.* 0^{mm} 45 ; *larg.* 0^{mm} 30.
femelle, *long.* 0 62 à 65 ; *larg.* 0 30.

Habitat. — Sur l'Ibis caronculé (*Ibis* [*Bostrichia*] *carunculata*), de l'Afrique Est. — Muséum de Paris.

Pterolichus corystes, *n. sp.*

Mâle, ovoïconique, allongé, l'abdomen entier, les pattes postérieures coniques, dépassant à peine l'extrémité de l'abdomen. *Plaque de l'épistome ponctuée et recouvrant complètement le rostre*, en forme de bouclier, suivie d'une *seconde plaque plissée et ponctuée* en forme de cotte de maille, qui s'étend jusqu'au sillon thoracique. Épimères de la première paire soudés sur la ligne médiane en forme de fer de lance ; ceux de la deuxième paire, non réunis aux précédents, en forme de V. Organe génital entre les épimères de la quatrième paire ; ventouses copulatrices plus en arrière, au milieu d'une petite plaque ponctuée.

Dimensions : long. 0^{mm} 50 ; larg. 0^{mm} 20.

Habitat. — Un seul exemplaire mâle, en assez mauvais état. trouvé sur le Cormoran à caroncules (*Graculus carunculatus*), du Cap Horn (Mission de la Terre-de-Feu. — Muséum de Paris).

Pterolichus coccyger, *n. sp.*

Allongé, d'un roux vif, avec les épimères à peine plus foncés; les pattes grandes et fortes dépassant l'abdomen dans les deux sexes. Épimères antérieurs en V. Un poil court très grêle et un poil long sur les flancs.

Mâle à abdomen entier, arrondi, mais se prolongeant, sur la ligne médiane, en un tubercule conique terminé par un disque rudimentaire, disposition qui rappelle l'abdomen des mâles du g. *Pterocolus.* Ce lobe abdominal paraît également formé de deux lobes étroitement soudés, en arrière de l'anus, par une lame mince transparente qui comble l'échancrure linéaire, avec une lame chitineuse d'un roux foncé de chaque côté de cette échancrure. Une seconde lame de renforcement roux foncé borde l'abdomen de chaque côté. Chaque lobe porte trois poils longs et forts : le premier sur le disque du lobe, dirigé en arrière, les deux autres plus en dehors, dirigés obliquement en dehors; un fort et long piquant se voit sur les flancs, au niveau des ventouses copulatrices qui sont très larges, cratériformes, à bords crénelés et infundibulum en rosace, de chaque côté de l'anus, en avant de la base du lobe terminal. Organe génital un peu en arrière des épimères de la troisième paire.

Femelle à pattes plus courtes, à abdomen entier, terminé par un long piquant incolore, semblable à un poil, en arrière de l'anus, avec deux poils longs de chaque côté, sur le rudiment de cône terminal. Vulve en V renversé surmontée d'un épimérite en plein cintre.

Dimensions : mâle, *long.* $0^{mm}60$; *larg.* $0^{mm}20$.
femelle, *long.* 0 70 ; *larg.* 0 30.

Habitat. — Sur le Courlan ou Courliri (*Aramus scolopaceus*), de l'Amérique intertropicale.

Pterolichus corniger, *n. sp.* (Pl. XXII, 5 *a*, 5 *b*).

Mâle, de forme losangique, avec l'abdomen échancré en demi-cercle; plaque de l'épistome recouvrant les deux tiers du rostre et portant, en avant, deux longs piquants droits, un peu divergents, en guise d'antennes. Pattes longues et grêles, surtout les postérieures qui dépassent l'abdomen; celles de la première paire plus courtes, coudées au pénultième article qui est court, renflé en dehors en forme de genouillière, l'article précédent (3e) portant sur son bord externe un fort tubercule transparent, conique et un poil court, bifide, en forme de harpon ou de bois de cerf, en dessus; un second poil semblable à la base du membre; plaque de l'épistome se continuant, sans ligne de démarcation bien tranchée avec la plaque noto-gastrique, toutes deux finement ponctuées, portant des poils très forts, redressés comme des lames de sabres, savoir : deux paires sur la plaque de l'épistome, l'externe beaucoup plus long que l'interne, contourné à son extrémité; doux paires au niveau du sillon thoracique, l'une sur le milieu du corps, l'autre en arrière de la deuxième paire de membres; une paire enfin au niveau des ventouses copulatrices. Deux paires de poils longs, grêles et frisés à l'extrémité de l'abdomen et un poil plus grêle un peu plus en avant sur les flancs; deux poils au sillon thoracique, le postérieur plus fort, en lame de sabre. Épimères antérieurs en Y, dont los branches antérieures forment collier au rostre. Organe génital, petit, en forme de compas à branches courbes, au niveau des pattes de la quatrième paire. Ventouses copulatrices en arrière de cette paire.

Femelle à corps bombé, à abdomen entier, à pattes de la première paire normales, sans coude ni tubercule, portant sur le dos des poils érigés, en lame de sabre, comme ceux du mâle. Épimérite vulvaire large, en demi-cercle, avec une dent dans le milieu du bord interne du cercle.

Dimensions : mâle, *long.* 0^{mm} 55; *larg.* 0^{mm} 30.
femelle, *long.* 0 65; *larg.* 0 35.

Habitat. — Sur l'Agami (*Psophia agami*), du Brésil (Collection Deyrolle).

Pterolichus navicula, *n. sp.*

Mâle petit, oblong, à flancs sub-parallèles ou un peu concaves, avec l'abdomen échancré en arrière de l'anus, le sommet de cette échancrure arrondi; deux paires de poils courts, en piquants, dirigés obliquement en dedans, l'une plus grêle, à l'intérieur de l'échancrure, l'autre plus forte, en dague, sur le bord interne du lobe qui est anguleux; deux poils longs et deux plus courts, ceux-ci en dehors, sur chaque lobe. Deux poils grêles et un piquant, celui-ci entre les deux autres, insérés à la face inférieure du corps et en arrière du sillon thoracique situé très en avant. Plaque de l'épistome recouvrant presque complètement le rostre. Flancs concaves, mais l'échancrure ainsi formée comblée par une lame transparente, presque droite, qui n'est qu'un amincissement des côtés du corps. Pattes postérieures petites et grêles, beaucoup plus courtes que l'abdomen; épimères antérieurs rapprochés en arrière mais libres. Organe génital entre les épimères des pattes postérieures. Ventouses larges, cratériformes, à sommet et arêtes pentagonales, couvrant presque en entier le disque de chaque lobe.

Femelle presque deux fois plus grande que le mâle : c'est elle que nous avons décrite précédemment dans le *Bulletin de la Société d'Études scientifiques d'Angers*, 1886, p. 118 — p. 34 du tirage à part —, sous le nom erroné de *Pt.* (*Pseudalloptes*) *gracilis* femelle (1).

Dimensions : mâle, *long.* 0^{mm} 25; *larg.* 0^{mm} 10.
femelle, *long.* 0 40; *larg.* 0 15.

(1) Quant au mâle que nous en avions rapproché à tord, d'après un seul exemplaire, il ne se trouvait qu'accidentellement, selon toute apparence, sur ce Mégapode, et doit constituer une espèce ou variété très voisine du *Pseudalloptes spathuliger*, vivant sur les Perroquets.

Habitat. — Sur les Mégapodes (*Magapodius Jobiensis, M. Freycineti* et *Æpipodius Bruijnii*) de la nouvelle Guinée et des îles voisines. — (Collection LAGLAIZE).

Sous-genre PSEUDALLOPTES.

Les espèces de ce groupe qui vivent sur les Mégopades et les Talégalles sont nombreuses et très voisines l'une de l'autre ; nous en avons décrit plusieurs dans notre précédent mémoire. De nouvelles recherches nous permettent de rectifier quelques erreurs qui se sont glissées dans cette partie de notre travail, et de décrire une espèce nouvelle, très intéressante par ses caractères dans les deux sexes (*Ps. thoracosathes*).

Pterolichus (Pseudalloptes) curtus, TRT.

Bulletin de la Société d'Études scientifiques d'Angers, 1886, p. 115, — p. 31 du tirage à part.

Cette espèce vit sur les Mégapodes et non sur le *Dasyptilus Pecqueti*, perroquet sur lequel nous avions trouvé l'unique exemplaire mâle, type de l'espèce, décrit dans notre précédent mémoire. La femelle présente les caractères suivants :

Femelle à abdomen entier, convexe, portant, de chaque côté, deux poils longs et un troisième court et grêle, insérés sur la partie la plus convexe du bord postérieur. Pattes postérieures grêles dépassant l'abdomen. Épimérite vulvaire en fer à cheval. Plaque notogastrique n'atteignant pas l'extrémité de l'abdomen, coupée à angle obtus (comme un demi-hexagone), et portant un poil en piquant sur chaque angle postéro-latéral. D'autres poils en piquant en arrière de cette plaque.

Dimensions : mâle, *long.* 0^{mm} 43 à 50 ; *larg.* 0^{mm} 28.
femelle, *long.* 0 62 ; *larg.* 0 30.

Habitat. — Sur les Mégapodes (*Megapodius Freycineti*, *Æpipodius Bruijnii*, etc.), de la nouvelle Guinée et des îles voisines.

Pterolichus (Pseudalloptes) quadratus, TRT.

Bull. Soc. d'Ét. scient., *loc. cit.*, 1886, p. 117, — p. 33 du tirage à part.

A la description de la femelle, substituez la suivante qui est celle de la véritable femelle de cette espèce :

Femelle à abdomen entier portant une petite pointe conique, très courte, en arrière de l'anus, et de chaque côté deux poils insérés sur de petits tubercules en forme de chandelier. Plaque notogastrique roussâtre ne couvrant que le milieu de l'abdomen qui est blanchâtre et transparent, presque sans plis, en arrière et sur les côtés. Une large bande blanche entre les deux plaques dorsales, au sillon thoracique (bande qui se voit également chez le mâle). Pattes postérieures n'atteignant pas l'extrémité de l'abdomen. Vulve à bords plissés surmontée d'un épimérite en fer à cheval.

Dimensions : mâle, *long.* 0^{mm} 32 à 37 ; *larg.* 0^{mm} 20.
femelle, *long.* 0 43 à 45 ; *larg.* 0 25.

Habitat. — Sur les Mégapodes et les Talégalles (*Æpipodius Bruijnii*, *Talegallus Cuvieri*, etc.) de la nouvelle Guinée (Collection Laglaize).

Pterolichus (Pseudalloptes) thoracosathes, *n. sp.* (Pl. xxii, fig. 6 et 7)

Voisin de *Ps. quadratus*, mais en différant essentiellement par la position de l'organe génital chez le mâle et les appendices de l'abdomen chez la femelle. Épimères antérieurs libres ; un piquant et un poil court sur les flancs. Pattes postérieures atteignant à peine l'extrémité de l'abdomen.

Mâle, distinct de tous les Analgésiens connus par la position de son organe génital, placé *très en avant*, dans le thorax, entre les épimères de la première paire qui sont, par suite, parallèles, réunis en avant de l'organe par une barre transversale en forme de la lettre H. Cet organe est triangulaire, à pénis court (comme chez tous les *Ptérolichés*) ; mais on distingue une sorte de *gouttière longitudinale* qui, partant du bord postérieur de l'organe s'étend jusqu'entre les épimères de la troisième paire, c'est-à-dire au point où l'organe génital a coutume d'être placé chez les autres espèces du même genre. Abdomen rétréci au niveau de l'insertion de la quatrième paire, puis s'élargissant pour former deux lobes séparés par une courte échancrure *triangulaire ;* chaque lobe porte, à partir de l'anus, une feuille tronquée, à nervure formée par un piquant court, deux poils longs, et deux poils courts et grêles, en dehors. Pattes de la quatrième paire d'un roux foncé, deux fois plus fortes que celles de la troisième paire.

Femelle plus grande que le mâle, semblable à celle du *Ps. quadratus*, mais portant en arrière de l'anus un *tubercule incolore très long* (ayant près du tiers de la longueur du corps). L'anus recouvert par une *plaque transversale d'un roux vif*, bien distincte de la plaque notogastrique, se prolongeant de chaque côté en *deux lobes* en forme de chandeliers dont chacun porte un poil long ; cette plaque échancrée au-dessus de l'anus. D'ailleurs semblable à la femelle de *Ps. quadratus*.

Dimensions : mâle, *long.* 0^{mm} 26 ; *larg.* 0^{mm} 20.
femelle, *long.* 0 43 (1) ; *larg.* 0 25.

(1) et 0^{mm} 57 avec le tubercule incolore.

Remarque. — La position insolite de l'organe génital du mâle permet de se demander comment la copulation est possible, et si elle se fait comme comme chez les autres Analgésiens. Nous avons rencontré le mâle et la femelle accouplée, et rien, dans leur manière d'être, ne nous a paru différer de ce que l'on voit chez les autres espèces du groupe.

Au premier abord, on serait tenté de croire que la longue pointe qui termine l'abdomen de la femelle (et qui est percée d'un canal flexueux), est destinée à suppléer à l'éloignement de l'organe mâle et à la brièveté du pénis. Mais cette pointe ne se montre, comme d'habitude, que chez la *femelle fécondée*. La femelle-nymphe, ou femelle accouplée, en est dépourvue, bien qu'elle porte, de chaque côté, les deux petits tubercules, en forme de chandelier, qui servent de base au poils, et qui sont dépourvus, d'ailleurs de la plaque chitineuse transversale qui se voit chez la femelle Il ne reste donc plus que la *gouttière longitudinale* que nous avons signalée chez le mâle, qui puisse être considérée comme destinée à suppléer à la position reculée de son organe génital.

Habitat. — Sur les Mégapodes (*Megapodius Freycineti*, etc.), de la nouvelle Guinée (Collection LAGLAIZE).

Pterolichus (Pseudalloptes) forficula, *n. sp.*

Petit, d'un roux pâle avec les épimères à peine plus foncés ; les épimères antérieurs libres ; un piquant court et un poil long sur les flancs. Plaques dorsales finement ponctuées.

Mâle, assez court, trapu, l'abdomen entier, mais portant de chaque côté de l'anus une lame transparente, deux fois plus longue que large, plissée longitudinalement, à sommet obtus, à bord interne concave, l'externe convexe, et deux poils longs plus en dehors. Ventouses copulatrices larges, cratériformes, immédiatement en avant des lames. Organe génital petit, au niveau des épimères de la quatrième paire. Troisième paire de pattes atteignant l'extrémité de l'abdomen, la quatrième deux fois plus forte, à pénultième article renflé en dehors, dépassant l'abdomen à peu près de la longueur du tarse.

Femelle, plus grande que le mâle, à abdomen entier, dépourvu de lames ; toutes les pattes grêles. Épimérite vulvaire en plein cintre.

Dimensions : mâle, *long.* 0mm 27 (avec les lobes) ; *larg.* 0mm 20.
femelle, *long.* 0 38 ; *larg.* 0 25.

Habitat. — Sur *Ortalida squamata*, gallinacé du Brésil.

Genre SYRINGOBIA, *g. nov.*

Caractères. — Pattes de la *quatrième paire infères ou sous-abdominales*, plus grosses que celles de la troisième paire, chez le mâle ; le tarse de cette quatrième paire terminé par un ongle robuste et par un ambulacre rejeté en dehors. D'ailleurs caractères du genre *Pterolichus*.

Remarque. — Ce genre ne diffère en réalité du sous-genre *Pseudalloptes* que par la position des pattes postérieures dont l'insertion est sous-abdominale (1). Il représente en quelque sorte, la contre-partie du genre *Paralges* dont il diffère en ce que c'est la quatrième (et non la troisième) paire de membres qui est la plus grosse.

Ce type n'a encore été rencontré que dans l'intérieur du tuyau des plumes. Il présente certains rapports avec *Dermoglyphus*.

Syringobia chelopus, *n. sp.* (Pl. XXIII, fig. 1, 1 *a* et 2).

Allongé, ovoï-conique avec un étranglement bien marqué (surtout chez le mâle) au sillon thoracique. D'un roux plus ou moins foncé, deux poils longs sur les flancs en avant de la troisième paire de pattes. Épimères antérieurs en Y.

Mâle, à abdomen entier avec une très petite échancrure triangulaire en arrière de l'anus, portant de chaque côté un poil très court et trois poils très longs : un cinquième poil assez court et grêle plus en avant au niveau des ventouses copulatrices qui sont rapprochées, de chaque côté de l'anus. Pattes antérieures fusiformes, moyennes ; celles de la troisième paire assez grêles, n'atteignant pas le niveau des ventouses copulatrices ; les postérieures très grosses, d'un roux foncé, falciformes, dépassant à peine l'extrémité de l'abdomen, portant un tubercule pointu sur le bord interne du second article et un ongle très fort à l'extrémité du tarse ; la tige de l'ambulacre s'insérant à la base de cet ongle. Organe génital en compas ouvert, allongé, en arrière des épimères de la troisième paire.

Femelle plus longue que le mâle, à abdomen plus arrondi et moins ovoï-conique, mais portant également une petite échancrure en arrière de l'anus, et un long poil de moins que celui-ci. Vulve en V renversé à bords fortement plissés, surmontée d'un épimérite comprimé en plein cintre, peu visible ou nul. Pattes postérieures semblables, plus courtes que l'abdomen.

(1) L'expression de : « *pattes postérieures infères* » serait peut-être plus scientifique. Dans tous les cas, celle de « *pattes sous-abdominales* » ne peut être considérée comme inexacte : il est bien évident que les pattes s'insèrent ici, comme chez tous les Arthropodes terrestres, *au thorax* et non à l'abdomen. Mais, chez les Acariens, qui ont ces deux parties confondues et soudées ensemble, le thorax se prolonge *au-dessous de l'abdomen*, et les pattes postérieures sont réellement *sous-abdominales*.

Nymphes plus grandes que la femelle et dépourvues de plaque notogastrique ; abdomen en forme de sac allongé, avec les pattes postérieures courtes, assez grêles et manifestement sous-abdominales.

Dimensions :	mâle,	*long.* 0mm 65 à 70 ;	*larg.* 0mm 20.
	femelle,	*long.* 0 80 ;	*larg.* 0 20.
	nymphe,	*long.* 1 05 ;	*larg.* 0 30.

Habitat. — Sur le Chevalier gambette (*Totanus calidris*) de France (dans le tuyau des plumes). — Par M. René Martin, du Blanc (Indre).

Remarque. — Les nymphes de cette espèce sont dévorées dans le tuyau des plumes de l'oiseau, par un Cheylète de forme allongée qu'on y trouve avec elles (*Cheyletus Norneri*, Poppe, *Abhandl. naturw. Ver. Bremen*, X, p. 239, pl. II, fig. 4 et 5). On y trouve également une variété du *Syringophilus bipectinatus* tellement semblable de forme et de couleur à ces nymphes qu'il est impossible de les en distinguer à l'œil nu ou même armé d'une simple loupe. C'est là un nouveau cas de *mimétisme* qui pourait avoir son utilité : le Cheylète, cependant, qui ne touche jamais aux Syringophiles, dévore avidement les Syringobies.

Syringobia tricalcaratus, *n. sp.*

Semblable à l'espèce précédente, dont il n'est peut-être qu'une variété, mais en différant par les caractères suivants :

Mâle portant *deux tubercules* pointus conjugués par leur base sur le bord interne du second article de la quatrième paire de pattes qui dépasse sensiblement l'abdomen ; troisième paire très grêle et *très longue*, dépassant l'abdomen de toute la longueur du tarse.

Femelle paraissant adulte sous sa forme de nymphe, c'est-à-dire *portant une vulve de ponte* sous cette forme en sac, dépourvue de plaque notogastrique. — Femelle ovigère se rapprochant un peu plus de la forme de la femelle ovigère de l'espèce précédente, mais toujours plus large, moins comprimée. *Vulve à commissure arrondie*, fortement plissée, *située très en arrière, entre les épimères de la troisième paire de pattes*, à épimérite rudimentaire ou nul.

Dimensions :	mâle,	*long.* 0mm 67 ;	*larg.* 0mm 23.
	femelle,	*long.* 0 75 ;	*larg.* 0 25.
	nymphe,	*long.* 0 80 ;	*larg.* 0 27.

Habitat. — Sur le Pluvier des Philippines (*Charadrius philip-*

pinus), de France (dans le tuyau des plumes). — Par M. René Martin, de Blanc.

Remarque. — La présence de *nymphes pourvues d'une vulve de ponte* chez cette espèce, est tout à fait exceptionnelle dans le groupe des Analgésiens. Ce fait semble indiquer que chez cette espèce la ponte se fait *prématurément* et avant que la femelle accouplée (sous sa forme de nymphe), ait subi sa dernière métamorphose qui la transforme en femelle adulte. Doit-on admettre que la femelle fécondée subit encore deux métamorphoses ?... Ou bien la parthénogénèse existerait-elle chez cette espèce, *les embryons* que l'on voit dans le corps des nymphes à vulve de ponte *paraissant dépourvus de la coque épaisse, réticulée* qui entoure l'œuf (1) et que l'on voit chez la femelle adulte, normale? — Dans tous les cas celle-ci diffère beaucoup moins des nymphes que la femelle de *Syringobia chelopus*.

Genre PARALGES, Trt. et Mégnin.

Ce genre forme évidemment le passage des *Ptérolichés* aux *Dermoglyphés*.

Paralges deformis, *n. sp.*

Mâle, d'un roux très pâle, en forme de sac ovale, à flancs parallèles, avec un seul poil sur les flancs. Épimères antérieurs libres, droits, parallèles, très grêles et très faibles comme tous les épimères. Abdomen entier portant seulement deux paires de poils, l'une très grêle, l'autre longue et forte. Pattes courtes, coniques, toutes terminées par un ongle en forme de crochet et un ambulacre à tige épaisse et transparente ; celles de la troisième paire très fortes, coniques, un peu arquées, beaucoup plus courtes que l'abdomen ; la quatrième paire sous-abdominale, grêle, de près de moitié plus courte. Épimères des deux paires postérieures conjugués comme dans *P. pachycnemys*, et l'organe génital, petit, en arrière du sternite grêle qui les réunit sur la ligne médiane.

Dimensions : long. 0^{mm} 65 : *larg.* 0^{mm} 35.

Habitat. — Un seul individu mâle trouvé sur le Touraco gris (*Schizorhis concolor*), de l'Afrique Ouest (Angola).

(1) L'absence de cette coque indiquerait que les embryons sont pondus *vivants* par les nymphes qui les contiennent.

Remarque. — On trouve sur la Perdrix rouge une espèce, dont nous ne connaissons que la femelle, mais qui nous paraît très voisine, par ses caractères, du mâle précédent. Tous deux rappellent les *Dermoglyphes*.

Femelle, ovale, toutes les pattes terminées par un ongle robuste, recourbé en forme de griffe aux pattes postérieures, presque droit aux antérieures, et par un ambulacre à tige épaisse, transparente. Pattes postérieures plus fortes que les antérieures, égales entre elles. Plaque de l'épistome très petite, en forme de couvre-nuque au rostre. Plus en arrière, deux poils courts très grêles et deux poils longs et très forts, placés en arrière des précédents (disposition qui se retrouve chez le mâle de *P. deformis*). Vulve en V, dépourvue d'épimérite, entre les épimères de la quatrième paire.

Dimensions : long. 0^{mm}95 ; *larg.* 0^{mm}50.

Habitat. — Sur la Perdrix rouge (*Perdix rufa*), de France.

Genre XOLOPTES, Canestrini.

Xoloptes minor, *n. sp.*

Petit, d'un roux clair avec les épimères d'un roux vif, les antérieurs libres; deux poils grêles sur les flancs, l'un court, à peine visible, l'autre passablement long. Pattes postérieures plus courtes que l'abdomen.

Mâle, de forme losangique, avec l'abdomen profondément échancré en arrière, formant deux lobes amincis et transparents, à sommet triangulaire, mousse, séparés par une échancrure presque carrée; chaque lobe porte un poil grêle assez court et un poil plus long à son extrémité, un poil plus long et plus fort en dehors, et deux poils grêles plus en avant près de la base du lobe. Ventouses copulatrices au fond de l'échancrure, se touchant presque par leur base rayonnée. Organe génital petit, au niveau des épimères de la troisième paire de pattes. L'extrémité de celles-ci n'atteignant pas le fond de l'échancrure; celle des pattes de la quatrième paire atteignant à peine l'extrémité des lobes, terminée par un ongle (sans ambulacre), cet ongle portant sur son bord interne une petite dent peu marquée surmontée d'un poil court et grêle.

Femelle, plus grande que le mâle, ovale, à abdomen entier, à pattes postérieures grêles. Vulve à bords plissés, à commissure obtuse, surmontée d'un épimérite en plein cintre.

Dimensions : mâle, *long.* 0^{mm}29 ; *larg.* 0^{mm}23.
femelle, *long.* 0 35 ; *larg.* 0 25.

Habitat. — Sur *Ortalida squamata* du Brésil, en société de *Pseudalloptes forficula*.

Xoloptes forcipatus, *n. sp.* (Pl. XXIII, fig. 4).

Mâle à pattes de la quatrième paire très grosses, ne dépassant pas l'abdomen, à pénultième article fortement coudé à angle droit, de telle sorte que les tarses ont leur pointe dirigées l'une vers l'autre ; cette pointe, conique, figurant un bec d'oiseau. Organe génital en forme de bulbe, terminé en arrière par un trèfle, suspendu au milieu d'un épimérite en fer à cheval, placé *très en avant*, immédiatement après le sillon thoracique. Plaque notogastrique ponctuée se terminant, un peu en avant des ventouses copulatrices, par un bord échancré en arrière, de telle sorte que l'extrémité de l'abdomen est incolore et transparente — D'ailleurs semblable à *Neumannia chelifera.*

Femelle, pourvue d'un *épimérite vulvaire* en porte cochère, l'abdomen terminé sur la ligne médiane par un *tubercule impair transparent*, *long et grêle*, entre deux paires de poils.

Dimensions : mâle, *long.* $0^{mm}40$; *larg.* $0^{mm}20$.
femelle, *long.* $0^{mm}45$; *larg.* $0^{mm}20$.

Remarque. — On serait tenté de considérer cette espèce comme *le mâle homéomorphe* de *Neumannia chelifera* qui vit sur le même oiseau (mais dans le tuyau des plumes, tandis que la présente espèce se trouve en dehors, dans le plumage). Mais la position et la forme différentes de l'organe génital et les caractères génériques (les pattes postérieures sont ici *latérales*), empêchent d'admettre, cette manière de voir. — La femelle, en outre, est très différente.

Habitat. — Sur le Tinamou (*Nothocercus Sallœi*), du Mexique.

Genre NEUMANNIA, *g. nov.*

Caractères. — Pattes de la quatrième paire très grosses, dépourvues d'ambulacre et *infères* ou *sous-abdominales*, terminées par un ongle robuste. D'ailleurs caractères des *Ptérolichés.*

Ce genre est à *Xoloptes* ce que *Syringobia* est à *Pseudalloptes ;* en même temps, il représente la contre-partie du genre *Paralges* (chez lequel la quatrième paire de pattes, à insertion sous-abdominale, est très petite, tandis que la troisième paire est très forte).

La seule espèce connue n'a encore été rencontrée que dans le tuyau des plumes chez une espèce de Tinamou.

Ce genre est dédié à M. Neumann, professeur d'histoire naturelle à l'Ecole vétérinaire de Toulouse, et notre collaborateur dans plusieurs de nos travaux récents sur les Sarcoptides.

Neumannia chelifer, *n. sp.* (Pl. XXIII, fig. 5 et 6).

En ovale plus ou moins allongé, d'un roux clair, sauf les pattes de la quatrième paire du mâle qui sont d'un roux foncé ; épimères antérieurs libres ; un seul poil grêle et long sur les flancs, en arrière du sillon thoracique.

Mâle, plus court que la femelle, à abdomen entier avec une très légère échancrure triangulaire en arrière de l'anus, portant de chaque côté quatre poils longs, normaux. Pattes de la quatrième paire très grosses, renflées, falciformes, dépassant à peine l'abdomen quand elles sont étendues, ordinairement repliées sous le ventre ; l'avant-dernier article portant, en dedans, un tubercule aigu, fort et recourbé en arrière ; tarse constitué presqu'entièrement d'un ongle fort et recourbé formant avec le tubercule de l'article précédent une pince robuste qui figure assez bien un *bec de perroquet*, le tubercule du pénultième article représentant la mandibule inférieure et le tarse la machoire supérieure de l'oiseau. Organe génital petit surmonté d'un épimérite en plein cintre, entre les pattes de la quatrième paire. Ventouses copulatrices petites, pâles, sur le disque de chaque lobe.

Femelle, plus allongée que le mâle, à pattes postérieures normales, assez grêles, à abdomen entier portant trois paires de poils longs ; à vulve de ponte en V renversé, à commissure arrondie, à bords fortement plissés.

Dimensions : mâle, *long.* $0^{mm}47$; *larg.* $0^{mm}25$.
femelle, *long.* $0^{mm}62$; *larg.* $0^{mm}25$.

Habitat. — Sur le Tinamou de Sallé (*Nothocercus Sallœi*), du Mexique. — Dans le tuyau des plumes.

Deuxième Section : LES DERMOGLYPHÉS.

Il y a lieu de rapprocher cette section des *Pterolichés* auxquels le *G. Dermoglyphus* se rattache par les genres *Paralges*, *Syringobia* et le nouveau genre *Anasicudion*. Quant au *G. Cheylabis* il ne diffère de *Pterolichus* que par l'absence des ventouses copulatrices, probablement par suite de l'épaississement des téguments, et dans le *G. Dermoglyphus* les ventouses sont quelquefois présentes.

Genre ANASICUDION, *gen. nov.*

Caractères. — Ceux du genre *Pterolichus* proprement dit, sauf *les ventouses copulatrices qui font défaut* chez le mâle. *Pénis très gros et très long. Femelle accouplée ayant l'abdomen prolongé par un tubercule médian,* presque aussi long que le pénis du mâle (gouttière spermatique ?).

On peut supposer que ce gros pénis du mâle et ce tubercule anal de la femelle sont destinés à suppléer au manque de ventouses copulatrices, et ont pour but de diriger le sperme jusqu'à l'ouverture anale de celle-ci pendant l'accouplement (1).

Une seule espèce connue.

Anasicudion Landoisii (BUCHHOLZ, *sp.*)

Pl. XXIV, fig. 10, 10 *a*, 10 *b*, 10 *c*.

Dermaleichus Landoisii, BUCHHOLZ, *Bemerkungen*, etc. (*Verh. der Kais. Leop.— Carol. Akad. der Naturf. in Dresden*, Band XXXV, 1870, p. 16, pl. I, fig. 2 et 3)

Nous avons retrouvé récemment, sur le Calao, cette curieuse espèce, imparfaitement décrite et figurée par BUCHHOLZ qui n'a pas connu le mâle : c'est la femelle accouplée (*loc. cit.*, fig. 2), qu'il décrit et figure sous ce nom.

Mâle (Pl. XXIV, fig. 10), plus petit que la femelle ovigère, ayant l'abdomen échancré en plein cintre, terminé par deux lobes coupés carrément et portant chacun cinq poils sub-égaux ; trois paires de poils en feuilles sur les flancs (deux grandes et une petite) ; pénis gros et long, droit, comprimé, terminé par deux lèvres comme une trompe d'éléphant.

Femelle ovigère (Pl. XXIV, fig. 10 *a*, vulve de ponte). L'exemplaire fig. par Buchholz (*loc. cit.*, pl. I, fig. 3), avait perdu sa première paire de poils en feuilles semblables à ceux du mâle

Femelle accouplée (Pl. XXIV, fig. 10 *b*, extrémité de l'abdomen, face dorsale), figurée par Buchholz (*l. c.*, fig. 2), comme le mâle. — Sur notre figure, la ligne transversale en cœur indique la ligne de séparation des deux valves de la peau, au moment où l'animal en sort sous forme de *femelle ovigère*. Cette *vulve postérieure*, vide, reste adhérente à l'abdomen du mâle.

Nymphes et larves (Pl. XXIV, fig. 10 *c*, abdomen, face dorsale) ; diffèrent surtout de la femelle accouplée par l'absence du prolongement abdominal de celle-ci, mais, comme celle-ci, portent sur le dos *trois paires de poils en trident* et une quatrième à l'extrémité de l'abdomen.

Habitat. — Sur le Calao (*Buceros rhinoceros*), de Java et Sumatra. — (Muséum de Paris).

(1) Il est à noter que, dans le genre *Pterolichus*, on trouve chez certaines femelles, mais ici *chez les femelles fécondées* (par ex. *Pt.* [*Pseud.*] *thoracosathes*, Pl. XXII, fig. 6), un tubercule anal semblable *qui n'existe pas chez la femelle accouplée !* N'y aurait-il pas là un phénomène *d'atavisme* comme pour les deux tubercules gladiformes des femelles des *Proctophyllodés ?*

Genre DERMOGLYPHUS, MÉGNIN.

Dermoglyphus vermicularis, *n. sp.* (Pl. XXIII, fig. 3, 3 *a*).

De forme très allongée, vermiculaire, les pattes postérieures insérées vers le milieu du corps ou plus près du rostre que de l'extrémité postérieu e. Epimères antérieurs libres. D'ailleurs; semblable à *D. elongatus*, mais les *pattes postérieures très courtes*.

Mâle à pattes de la troisième paire fortement coniques, *deux fois plus grosses que celles de la quatrième paire* mais non plus allongées, terminées par un ongle robuste et un ambulacre. Epimères des pattes postérieures en arc, réunis à un sternite longitudinal médian qui se bifurque en arrière pour former un cadre à l'organe génital comme chez *D. elongatus*. Près du point où les épimères postérieurs viennent rejoindre le sternite médian, et où ce sternite se bifurque, *les épimères forment deux petites fenêtres ovales accolées* par leur bord interne et qui figurent deux ventouses copulatrices (?). Trois paires de longs poils à l'extrémité du corps.

Femelle très semblable au mâle, mais plus allongée, à pattes postérieures égales, moins fortement coniques; dépourvue de sternite longitudinal qui se montre, à l'état rudimentaire, en avant, reliant seulement les épimères de la troisième paire. Vulve en Y renversé à bords plissés, entre les épimères de la quatrième paire, dépourvue d'épimérite vulvaire, comme dans les autres espèces du genre.

Dimensions : mâle, *long.* 0mm 64; *larg.* 0mm 20.
femelle, *long.* 0 78; *larg.* 0 20.

Habitat. — Sur le Gobe-mouche d'Amérique (*Elœnea martinica*), de la Guadeloupe (dans le tuyau des plumes).

Troisième Section : LES ANALGÉSÉS.

(ANALGESEÆ).

Dans notre précédent mémoire (*Bulletin*, *etc.. loc. cit.*, 1886), nous avons essayé de placer le genre *Pteronyssus* à la fin des PTÉROLICHÉS. Les espèces types de ce genre, en effet, décrites par ROBIN et MÉGNIN (*Pteronyssus picinus*, *Pt. striatus*, etc), forment le passage des *Ptérolichés* aux *Analgésés*; mais les espèces des sections à abdomen plus ou moins découpé chez le mâle (*Pt. fuscus*, *Pt puffini*, *Pt. ibidis*) espèce que nous avons décrite sous le nom générique de *Megninia*. [*Bulletin*, *loc. cit* 1885, p. 51], et beaucoup d'autres, surtout exotiques, ressemblent tellement à *Megninia*, qu'il est souvent bien difficile de les ranger dans un de ces genres plutôt que dans l'autre. Il nous paraît donc préférable de revenir à notre première manière de voir et de laisser *Pteronyssus* en tête des *Analgésés*

On pourrait établir les caractères différentiels des deux genres, de la façon suivante :

Genre PTERONYSSUS, ROBIN. — *Caractères : Mâles* à pattes antérieures faiblement ou nullement épineuses, c'est-à-dire n'ayant *jamais de tubercule épineux* au *dernier article des pattes antérieures*, ni de tubercule olécranien à l'une ou aux deux paires antérieures ; — *femelles adultes* pourvues *généralement* d'une *plaque notogastrique*, avec les pattes antérieures peu ou point épineuses, et les pattes postérieures *médiocrement* développées.

Genre MEGNINIA, BERLESE. — *Caractères : Mâles* à pattes antérieures *fortement epineuses*, pourvues généralement d'un *tubercule épineux* (souvent en forme de manchette) *au dernier article des pattes antérieures* et d'un second tubercule au troisième article ; souvent, en outre, un tubercule olécranien à l'une ou aux deux paires antérieures ; — *femelles* adultes *généralement dépourvues de plaque notogastrique*, ayant les pattes antérieures fortement épineuses comme les mâles, et *les pattes postérieures très peu développées*, *grêles* et généralement plus courtes que l'abdomen.

En d'autres termes, les femelles de *Megninia* ressemblent absolument à celles d'*Analges* dont elles ont l'abdomen allongé, entier, à flancs parallèles, avec les pattes postérieures très grêles et plus courtes que l'abdomen. — Les femelles de *Pteronyssus*, au contraire, ressemblent davantage à celles des *Ptérolichés* : leur forme est du reste très variable : allongée (*Pt. fuscus*) ou ovale (*Pt. abbreviatus* BUCHHOLZ), mais toujours, ou presque toujours, avec une plaque notogastrique. — Quant aux mâles, ils ne varient pas moins que ceux d'*Analges*, et dans beaucoup d'espèces il y a lieu de distinguer des *mâles hétéromorphes* et des *mâles homéomorphes*, comme dans *Analges* et *Megninia*, particularité qu'il est très important de connaître pour éviter de créer des espèces nouvelles sur ces différentes formes de mâles. — On peut former un sous-genre à part (*Mesalges*) pour la section comprenant *Pt. fuscus*, *Pt. abbreviatus*, etc.

Genre PTERONYSSUS ROBIN

Sous-genre PTERONYSSUS proprement dit

Section 1. — *Pteronyssi obtusi.*

Pteronyssus integer, *n. sp.* (Pl. XXIV, fig. 5).

Neumannia integra (in litteris), TRT, — nomen nudum, sine caract., — signalé sous ce nom par POPPE (*loc. cit.*, 1887, p. 228).

D'un roux très pâle avec les épimères pâles et transparents ; épimères antérieurs libres ; deux poils grêles sur les flancs ; une seule paire de poils sur la plaque de l'épistome. Abdomen entier dans les deux sexes, avec les pattes postérieures dépassant très peu ou plus courtes que l'abdomen.

Mâle à pattes antérieures faiblement épineuses, c'est-à-dire n'ayant qu'un court tubercule conique sur le bord postérieur du troisième article ; tarse court mais recourbé en avant. Abdomen entier à bord postérieur un peu concave, portant de chaque côté deux poils longs et forts. Pattes de la troisième paire un peu plus fortes que les antérieures, médiocrement allongées, n'atteignant pas l'extrémité de l'abdomen, et terminées par un ongle et un ambulacre à tige épaisse, transparente ; celles de la quatrième paire plus grêles que les antérieures, atteignant mais ne dépassant pas l'extrémité de l'abdomen. Ventouses copulatrices de chaque côté de l'anus. Organe génital petit, triangulaire, entre les épimères postérieurs (*ce mâle est peut-être la forme homéomorphe d'une autre espèce du même groupe à troisième paire de pattes plus développée*).

Femelle plus grande que le mâle, à pattes postérieures toutes semblables, dépourvues d'ongle ; les antérieures peu ou point épineuses ; vulve en V allongé, surmontée d'un épimérite large et fortement arqué.

Dimensions : mâle, *long.* 0^{mm} 30 ; *larg.* 0^{mm} 20.
femelle, *long.* 0 35 ; *larg.* 0 30.

Habitat. — Un seul mâle sur le Gobe-mouche gris (*Muscicapa griseola*), et une seule femelle (est-elle de cette espèce ?), sur la mésange huppée (*Parus cristatus*) d'Europe. — Collection de M. Poppe, de Vegesack.

Pteronyssus gracilipes, *n. sp.*

Petit, allongé, d'un roux pâle et transparent ; épimères antérieures en Y ; un poil court très grêle et un long, plus fort, sur les flancs.

Mâle, à corps en ovale allongé, avec les deux paires de pattes postérieures beaucoup plus grêles que les antérieures. Abdomen bilobé, avec une échancrure cordiforme à sommet arrondi, dont l'intérieur est rempli par une lame mince transparente, qui se termine en deux feuilles elliptiques, en arrière des lobes qu'elle prolonge, avec une échancrure droite, à sommet arrondi, qui les sépare et s'arrête vers le milieu de l'échancrure. Chaque lobe porte en outre à partir de l'échancrure : un poil grêle assez court, un poil long et fort, un poil long plus grêle, et un autre court et grêle en dehors. Ventouses copulatrices à la base des lobes de chaque côté de l'anus. Organe génital petit, entre les épimères de la troisième paire.

Femelle, plus grande que le mâle, à abdomen entier portant deux paires de poils longs ; vulve en V à sommet arrondi, à bords plissés, surmontée d'un court épimérite en arc.

Dimensions : mâle, *long.* 0^{mm} 40 (avec les feuilles) ; *larg.* 0^{mm} 15.
femelle, *long.* 0 40 ; *larg.* 0 20.

Habitat. — Sur le Chevalier Gambette (*Totanus calidris*), de France. — Par M. René Martin, du Blanc.

Pteronyssus acris, *n. sp.*

D'un roux pâle avec les épimères à peine plus foncés ; épimères antérieurs libres ; pattes antérieures inermes.

Mâle portant un seul poil long sur les flancs et un autre plus grêle à la base de la troisième paire de pattes ; celle-ci très forte, continuant la ligne des flancs, falciforme et terminée par un ongle robuste qui rejette l'ambulacre en dehors, dépassant l'abdomen des trois derniers articles ; la quatrième paire courte et grêle, dépassant à peine l'abdomen. Abdomen court, étroit, formant deux lobes séparés par une échancrure ovalaire ou cordiforme, à bord libre coupé carrément, chaque lobe portant, sur son bord interne, une petite pointe dirigée vers celle de l'autre coté, puis un poil long, un second poil long plus fort, et un poil grêle et court, enfin un quatrième poil très grêle sur le bord externe du lobe. Ventouses copulatrices allongées, grandes, elliptiques, situées à la base de chaque lobe. Organe génital surmonté d'un épimérite en fer à cheval, portant sur son bord antérieur un petit sternite en forme de manche.

Femelle, plus petite que le mâle, en ovale allongé, à abdomen entier, les pattes postérieures grêles ne dépassant pas l'abdomen ; deux poils longs et inégaux sur les flancs. Vulve en V renversé, surmontée d'un sternite en arc.

Dimensions : mâle, *long.* $0^{mm}55$; *larg.* $0^{mm}30$.
femelle, *long.* 0 40 ; *larg.* 0 22.

Sur le Mégapode (*Megapodius Lapeyrousei*), des Iles Mariannes. — Muséum de Paris.

Sous genre Mesalges, *subg. nov.*

Caractères. — *Mâles* à forme de *Megninia* mais n'ayant *jamais de tubercule en forme de manchette au dernier article* des pattes antérieures. — *Femelles*, généralement pourvues d'*une plaque notogastrique*, et à pattes postérieures plus développées que celles du genre *Megninia* ; le plus souvent de forme ovale, ou rappelant les femelles des *Pterolichés*.

Outre les *Pteronyssi lobati* de nos précédents mémoires, il faut placer ici *Megninia ibidis* et beaucoup d'autres espèces, telles que *Dermaleichus abbreviatus* (Buchholz), confondues jusqu'ici avec les véritables *Megninia*.

Cette dernière espèce (*Pteronyssus abbreviatus*), peut être considérée comme le type ou l'espèce la plus anciennement connue d'un petit groupe qui vit sur les Calaos (*Bucerotidæ*), et qui est très remarquable par la forme *tronquée* de la quatrième paire de pattes. Cette forme est due au raccourcissement du dernier article.

4e Section : *Pteronyssi truncati.*

Les pattes de la quatrième paire sont assez grosses, mais tronquées, le cinquième et dernier article, ou *tarse*, étant reduit à *un simple disque très court*, souvent plus ou moins tuberculeux sur ses bords, et sur lequel s'insère la tige de l'ambulacre.

Pteronyssus (Mesalges) abbreviatus (BUCHHOLZ).

Dermaleichus abbreviatus, BUCH., *Verh Akad. Dresd.*, 1870, p. 41, pl. IV, fig. 27.
Megninia abbreviata, TRT. et MÉGNIN, *Bull. Soc. d'Ét. Sc. d'Angers*, 1885, p. 51.

Habitat. — Sur les Calaos (*Buceros rhinoceros*, *B. plicatus*, etc.), de la Malaisie et de la Nouvelle Guinée. — Semblable au type trouvé par BUCHHOLZ sur *Picus major*.

Pteronyssus (Mesalges) lyrurus, *n. sp.*

Semblable au précédent, mais l'abdomen du mâle autrement conformé.

Mâle à abdomen assez étroit, à flancs parallèles, divisé en deux lobes accolés avec une échancrure linéaire entre les deux ; ces lobes renforcés par des lames chitineuses en forme de lyre, dont les branches sont séparées par une échancrure cordiforme dont l'intervalle est comblé par des lames transparentes qui se prolongent en deux lobules arrondis ou elliptiques, sur la ligne médiane ; chaque lobe portant, à partir de l'échancrure : un poil long et fort, un second poil plus grêle avec un autre très grêle, à sa base, frisé et recourbé en dedans ; un troisième poil long et fort comme le premier et un quatrième plus grêle comme le second. Ventouses copulatrices au niveau du fond de l'échancrure. Organe génital au niveau des épimères de la quatrième paire, en forme de manubrium, surmonté d'un spicule assez long, en lame de poignard, rabattu en arrière.

Femelle en ovale assez court, les pattes postérieures dépassant l'abdomen au moins de la longueur du tarse. Vulve en V surmontée d'un épimérite en plein cintre.

Dimensions : mâle, *long.* 0^{mm} 65 ; *larg.* 0^{mm} 40.
femelle, *long.* 0 45 ; *larg.* 0 35.

Remarque. — Le mâle diffère beaucoup sous le rapport de la taille et des proportions : le *mâle hétéromorphe* a le thorax aussi large que celui de *Pt. abbreviatus* (0^{mm},45 à 50), avec les pattes de la troisième paire très fortes ; le *mâle homéomorphe* est plus étroit et souvent de plus petite taille (0^{mm},47 sur 0^{mm}.35 de large), avec les pattes postérieures plus grêles même que les antérieures.

Habitat. — Sur les Calaos (*Buceros plicatus, Anorhinus galeritus*, *Buceros rhinoceros*, etc.), de la Malaisie et de la Nouvelle Guinée. — Collection LAGLAIZE et Muséum de Paris.

Pteronyssus (Mesalges) elephantopus, *n. sp.* (Pl. XXIII, fig. 7).

Semblable au précédent, mais l'abdomen du mâle autrement conformé, et les pattes de la troisième paires plus grêles que celles de la quatrième paire qui sont très grosses mais tronquées comme dans les autres espèces du groupe.

Mâle à abdomen étroit et bilobé comme dans l'espèce précédente, mais dépourvu de lame transparente ; les lobes séparés par une échancrure à bords parallèles, à sommet arrondi ; chaque lobe se prolonge, sur le bord de l'échancrure, en *un étroit lobule à extrémité bifurquée*, et porte quatre poils, savoir : un poil long inséré dans la fourche du lobule, un deuxième poil plus grêle sur le bord externe du lobule, puis un troisième et un quatrième insérés plus en dehors sur de petits lobules courts en forme de chandelier. Une perforation elliptique entre l'anus et le sommet de l'échancrure. Ventouses copulatrices de chaque côté de l'anus. Organe génital en forme de compas de charpentier, entre les épimères de la quatrième paire. Celle-ci très grosse, plus grosse que la troisieme paire, mais tronquée comme dans les autres espèces du groupe, à *pénultième article dilaté*, *muni d'un tubercule conique et pointu en dehors*, à dernier article très court, en forme de pied d'éléphant, avec la tige de l'ambulacre insérée sur son bord interne.

Femelle, semblable à celle de l'espèce précédente, mais plus allongée et plus grêle.

Dimensions : mâle, *long.* 0^{mm} 53 ; *larg.* 0^{mm} 35.
femelle, *long.* 0 45 ; *larg.* 0 30.

Habitat. — Sur les Calaos (*Buceros plicatus*, *Anorhinus galeritus*, etc.), de Cochinchine, de Malacca et de la Nouvelle-Guinée. — Collection LAGLAIZE et Muséum de Paris.

Pteronyssus (Mesalges) lyriodes, *n. sp.*

Très semblable au *Pt.* (*M.*) *elephantopus*, mais les lobules qui prolongent l'abdomen du *mâle* ayant la forme d'une *moitié de fleur de lys héraldique*, c'est-à-dire, ayant leur pointe externe fortement recourbée en croissant; portant, en outre à leur base une saillie externe en forme de talon pointu. La réunion des deux lobes figure une fleur de lys héraldique. Pattes de la quatrième paire tronquées, mais non dilatées à leur extrémité comme dans *Pt. elephantopus*.

Dimensions : long. 0^{mm} 60 ; *larg.* 0^{mm} 40.

Habitat. — Un seul exemplaire mâle trouvé sur le Martinet à moustaches (*Deudrochelidon mystaceus*), de la Nouvelle-Guinée, peut-être accidentellement, les autres espèces du groupe vivant sur les Calaos (*Bucerotidœ*).

Pteronyssus (Mesalges) spinosus, *n. sp.* (Pl. XXIII, fig. 8 et 9).

Semblable aux précédents mais plus trapu, l'*abdomen entier dans les deux sexes*, les pattes de la troisième paire du mâle à peine plus fortes, souvent même plus faibles, que les pattes antérieures. Téguments épais, d'un roux plus ou moins foncé.

Mâle à abdomen entier mais un peu échancré en arc de cercle sur son bord postérieur qui est coupé carrément, et porte des *poils et piquants disposés sur deux plans superposés*. Pattes de la troisième paire terminées par un ongle fort et recourbé et par un ambulacre à longue tige, portant en outre, sur son bord interne, un fort tubercule conique à la base du tarse et un autre tubercule semblable à la base du pénultième article. Pattes antérieures aussi fortes ou plus fortes que les postérieures, munies d'un tubercule en forme de serpette à l'extrémité du tarse (c'est le *mâle homéomorphe*, type).

Mâle hétéromorphe, à corps très large, losangique. la *division postérieure de l'abdomen en deux plans* beaucoup plus nette que dans le mâle homéomorphe; la *région dorsale* se terminant en un cône court, tronqué et coupé carrément, portant de chaque côté un court tubercule en forme de mamelon; la *région ventrale* ou *inférieure*, beaucoup plus dilatée, élargie en éventail, coupée carrément, avec une petite échancrure anguleuse en arrière de l'anus, portant de chaque côté trois paires de poils longs et un piquant bifide, c'est-à-dire portant un tubercule mousse sur son bord externe (ce piquant est simple dans le type). Pattes postérieures relativement faibles ; le tubercule en serpette des pattes antérieures peu marqué. (Forme rare : un seul individu : var. *Obesus*).

Femelle semblable à celle des espèces précédentes, mais plus robuste; téguments d'un roux foncé; pattes antérieures très grosses, les postérieures très grêles. Épimérite vulvaire présentant de chaque côté un prolongement en forme d'oreille qui va rejoindre les épimères de la deuxième paire.

Dimensions : mâle homéom.,	*long.* 0^{mm} 47	;	*larg.* 0^{mm} 25.
— hétérom.,	*long.* 0 50	;	*larg.* 0 40.
femelle,	*long.* 0 45 à 58	;	*larg.* 0 30 à 36

Habitat. — Sur les Calaos (*Buceros plicatus*, etc.), de la Nouvelle-Guinée, avec les espèces précédentes.

Pteronyssus (Mesalges) truncatipes, *n. sp.*

Semblable aux précédents mais plus petit, le mâle variant, du reste, beaucoup pour la taille; les deux sexes portant au tarse des pattes antérieures un tubercule transparent en forme de croissant ou de double serpette.

Mâle, court, trapu, l'abdomen conique formé de deux lobes accolés terminés chacun par une lame mince et transparente formant deux festons arrondis avec un poil long et grêle entre les deux; sur le bord externe du lobe trois poils longs insérés sur de courts tubercules en forme de chandeliers. Organe génital assez en avant, immédiatement après le sillon thoracique. Pattes de la troisième paire dépassant à peine l'extrémité de l'abdomen, pas plus fortes, ou un peu plus grêles, que les pattes antérieures (*c'est le mâle homéomorphe*, type).

Mâle hétéromorphe (var. *major*), plus grand et plus élancé que le type, les lobes de l'abdomen plus longs et les festons plus profondément découpés. Les pattes de la troisième paire plus fortes et dépassant l'abdomen de la longueur du tarse.

Femelle, semblable à celle des précédents, mais plus courte, *presque ronde;* les pattes postérieures très grêles dépassant l'abdomen. Vulve en V très ouvert surmontée d'un épimérite en arc à bord antérieur anguleux. — *Nymphe* ayant, comme la femelle, une plaque notogastrique trapézoïdale qui porte *quatre gros piquants coniques* chez les nymphes et quatre piquants grêles chez les femelles.

Dimensions: mâle, *long.* $0^{mm}37$ à 45; *larg.* $0^{mm}27$ à 35.
femelle, *long.* 0 40 ; *larg.* 0 35.

Habitat. — Sur le Calao (*Buceros rhinoceros*) de Sumatra. — Muséum de Paris.

Genre MEGNINIA, Berlese.

Megninia effeminata, *n. sp.* (Pl. xxiv, fig. 1, 2 et 3)

Un fort tubercule olécranien à la première paire de pattes; un tubercule en forme de manchette épineuse au tarse des deux premières paires; ce tarse tordu en S aux quatre paires de membres; un tubercule épineux simple au troisième article des pattes antérieures.

Mâle hétéromorphe, à pattes de la troisième paire très fortes comme dans les autres espèces du genre, dépassant l'abdomen ; l'*abdomen entier*, plus étroit en arrière, se terminant par un bord convexe mince et transparent, les poils longs que cet abdomen porte d'ordinaire étant rejetés sur le côté, à l'extrémité d'une lame de renforcement qui borde l'abdomen. Ventouses copulatrices grandes, de chaque côté de l'anus qui est bordé par une lame de renforcement étroite, ne se prolongeant pas jusqu'à l'extrémité de l'abdomen ; ce dernier entier et sans trace de lobes. Organe génital entre les épimères de la quatrième paire de pattes. Épimères antérieurs affrontés mais libres.

Mâle homéomorphe, très différent du précédent, à abdomen semblable à celui de la femelle, à flancs parallèles dépourvus de lames de renforcement, à ventouses plus petites ; d'ailleurs *ayant absolument l'aspect de la femelle*, sauf que les pattes de la troisième paire sont *un peu plus longues et plus fortes* que celles de la quatrième paire et atteignent l'extrémité de l'abdomen. Épimères antérieurs en Y.

Femelle à flancs parallèles, l'abdomen étranglé dans son dernier tiers, à extrémité coupée carrément, portant deux paires de poils insérés sur l'angle externe de cette extrémité. Pattes postérieures grêles, plus courtes que l'abdomen. Épimères antérieurs en Y.

Dimensions :			
	mâle hétérom.,	*long.* 0^{mm} 42 ;	*larg.* 0^{mm} 25.
	— homéom.,	*long.* 0 43 ;	*larg.* 0 20.
	femelle,	*long.* 0 40 ;	*larg.* 0 18.

Habitat. — Sur le Méliphage à front blanc (*Mellirhophales leucostephus*), de la Nouvelle-Guinée. — Collection LAGLAIZE.

Remarque. — De tous les Analgésés actuellement connus, cette espèce est celle où le mâle homéomorphe diffère le moins de la femelle. Notez que nous avons décrit une espèce (*Megninia androgyna*) ou *la femelle* présente, au même degré que le mâle, le caractère d'inégalité des pattes qui distingue d'ordinaire celui-ci de l'autre sexe.

Megninia pappus, *n. sp.* (Pl. XXIV, fig. 4).

Grande et belle espèce remarquable par ses caractères qui la rapprochent du *G. Analges*. Épimères antérieurs en Y.

Mâle, d'un roux foncé, à abdomen entier, avec les pattes de la troisième paire très grandes et très fortes, dépassant l'abdomen, portant un long tubercule conique en forme d'éperon sur le bord interne du deuxième article ; à tarse bifide (comme dans *Analges passerinus*), mais pourvu d'un ambulacre dont la tige épaisse et transparente s'insère entre les deux pointes du tarse. Organe génital entre les épimères de la quatrième paire. Sur le milieu du dos, en arrière de la plaque de l'épistome, se trouve une petite plaque transversale servant à l'insertion de deux poils très forts et très longs dirigés en arrière.

Femelle, plus petite que le mâle, à abdomen assez court étranglé dans son tiers postérieur, à téguments fortement plissés, à pattes de la quatrième paire dépassant l'extrémité de l'abdomen. Vulve en V renversé, dépourvue d'épimérite.

Dimensions : mâle, *long.* 0mm 50 à 72 ; *larg.* 0mm 45 à 60.
femelle, *long.* 0 55 ; *larg.* 0 25.

Habitat.— Sur le Chalibée noir (*Manucodia atra*) de la Nouvelle-Guinée. — Collection LAGLAIZE.

Genre ANALGES, NITZCH.

Analges hoplophorus, *n. sp.*

Semblable à *A, bidentatus*, mais en différant par les caractères suivants.

Mâle hétéromorphe à pattes de la troisième paire conformées comme celles d'*A. bidentatus*, mais sans tubercule bidenté au deuxième article ; munies par contre d'*un fort tubercule conique*, transparent, à l'extrémité du bord interne de *l'avant-dernier article*. Plaque notogastrique renforcée à ses angles antérieurs pour donner insertion aux *deux paires de longs poils couchés sur le dos* qui sont ici *très gros et très forts*, constituant de longs piquants. Une *plaque ventrale* presque complète s'étend en avant jusqu'au même niveau, de telle sorte que l'organe génital et les ventouses copulatrices avec l'anus se trouvent placées au milieu de deux fenêtres ovales encadrées, en avant, par un épimérite en arc. On trouve même, plus en avant encore, des rudiments de cette plaque ventrale sous forme d'une bordure chitineuse plus ou moins développée qui entoure les épimères antérieurs. Extrémité de l'abdomen simple et arrondie. Sur le dos, au milieu de la plaque notogastrique et au niveau de l'épimérite des ventouses, se trouve un petit tubercule en forme de mamelon, de chaque côté duquel l'abdomen est un peu étranglé.

Mâle homéomorphe, plus petit, plus grêle dans toutes ses parties, à poils du dos plus grêles, à peu près normaux. Plaque ventrale incomplète, les plaques de renforcement de la hanche des troisième et quatrième paires n'étant pas réunies au cadre de l'organe génital.

Femelle, semblable à celle d'*A. bidentatus*, mais à pattes postérieures dépassant l'abdomen.

Dimensions : mâle hétér., *long.* 0mm 55 ; *larg.* 0mm 45.
— hom., *long.* 0 40 ; *larg.* 0 30.
femelle, *long.* 0 50 ; *larg.* 0 20.

Habitat. — Sur le Mainate robuste (*Gracula robusta*, SALVADORI), de la Nouvelle-Guinée. — Muséum de Paris.

Genre PROTALGES, Trt. et Mégn.

Protalges longitarsus, *n. sp.* (Pl. xxiv, fig. 7).

Grande et belle espèce très semblable à *Pr. affinis* (Pl. xxiv, fig. 8), dont elle n'est peut-être qu'une variété, mais en différant par la forme du tarse de la troisième paire du mâle.

Mâle semblable à celui de *Pr. affinis*, mais le troisième article de la troisième paire de pattes se terminant, en dedans, par un tubercule obtus dirigé en arrière ; les deux autres articles beaucoup plus grêles et plus allongés, surtout le tarse qui porte, vers le premier et le second tiers de son bord interne, deux tubercules surmontés chacun d'un poil.

Femelle semblable à celle de *Pr. affinis.*

Dimensions : mâle, *long.* 0mm 75 ; *larg.* 0mm 50.
femelle, *long.* 0 73 ; *larg.* 0 30.

Habitat. — Sur les Oiseaux-mouches (*Petazophora iolata* et *Eulampis jugularis*), de Bolivie et de la Martinique.

Genre NEALGES, Trt.

Bull. de la Soc. d'Ét. Scient. d'Angers, 1886, p. 132, — p. 48 du tirage à part.

Nous figurons le type de ce genre rare et très intéressant par ses caractères ambigus, l'acquisition la plus importante faite par le groupe des *Analgésés* depuis nos premiers travaux.

Nealges Poppei, Trt. (Pl xxiv, fig. 9).

Bull., loc. cit., 1886, p. 133, — p. 49 du tirage à part.

Habitat. — Sur les Fons (*Sula piscatrix*), de la Nouvelle-Zélande.

Genre ANALLOPTES, Trt. et Mégn.

Analloptes psophiæ, *n. sp.*

Semblable à *A. elythrurus* mais plus grêle et plus comprimé, et présentant les caractères suivants.

Mâle ayant l'abdomen fendu jusqu'en avant des ventouses copulatrices, chaque lobe bordé par une lame transparente qui dépasse le lobe en formant une dent triangulaire croisée avec celle de l'autre côté ; cette lame transparente portant en arrière *trois gros plis obliques* croisés avec ceux du côté opposé. Un fort piquant recourbé en dague et un poil long sur les flancs. Tarse des trois paires antérieures recourbé en S, grêle et presque filiforme.

Femelle à pattes postérieures dépassant l'extrémité de l'abdomen ; poils de cette extrémité insérés sur deux petits tubercules fortement colorés ; épimérite vulvaire en fer à cheval très comprimé latéralement.

Dimensions : mâle, *long.* 0^{mm} 50 ; *larg.* 0^{mm} 15.
femelle, *long.* 0 42 ; *larg.* 0 12.

Habitat. — Sur l'Agami (*Psophia agami*), du Brésil. — Collection DEYROLLE.

Analloptes pallens, *n. sp.* (Pl. XXIV, fig. 6).

De forme allongée à téguments pâles et incolores avec les épimères à peine colorés ; épimères antérieurs en Y. Un poil long et un court, très grêle sur les flancs.

Mâle à abdomen étroit, presqu'entier, très légèrement bilobé avec une petite échancrure linéaire entre les deux lobes ; *les flancs parallèles* avec la quatrième paire de pattes insérée *très en arrière*, à la base des lobes et continuant la ligne des flancs, dépassant l'abdomen des deux derniers articles et de la moitié du troisième ; pattes de la troisième paire moyennes, insérées vers le milieu du corps, dépassant l'abdomen de la longueur du tarse. Organe génital *très en avant*, immédiatement après le sillon thoracique.

Femelle semblable aux autres espèces du genre.

Dimensions : mâle, *long.* 0^{mm} 33 ; *larg.* 0^{mm} 10.
femelle, *long.* 0 40 ; *larg.* 0 10.

Habitat. — Sur la petite Poule-d'eau (*Porzana Bailloni*), de France (par M. R. MARTIN, du Blanc (Indre).

Genre XOLALGES, TRT. et MÉGN.

Dans ce genre l'accouplement se fait d'une façon très originale et qui nous semble sans exemple dans l'embranchement des Arthropodes. Le mâle et la femelle se tiennent littéralement *par la main*, c'est-à-dire par un entrelacement tout particulier des pattes postérieures, rendu possible par le mécanisme suivant :

La quatrième paire de pattes du mâle porte, au pénultième article, non pas un renflement en boule (comme nous l'avons dit par erreur en décrivant le mâle de *X. analginus* (1)), mais un *véritable anneau* que l'animal peut rétrécir à volonté par la flexion de l'ongle falciforme du tarse qui glisse parallèlement sur le demi-cercle postérieur de cet anneau. — De son côté la femelle-nymphe, ou femelle accouplée, au lieu d'avoir la quatrième paire de pattes normalement conformée, a cette paire de membres plus courte, dépourvue d'ambulacre, *et renflée à son extrémité en forme de pilon.* — Pendant l'accouplement, qui se fait suivant le mode habituel chez les Sarcoptides, *le mâle prend cette patte en forme de pilon dans l'anneau de sa patte postérieure et l'y serre fortement par la flexion*

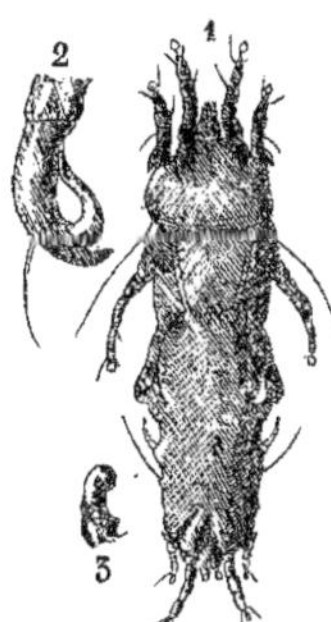

Fig. 1. *Xolalges analginus*, mâle et femelle accouplés se tenant par les pattes de la quatrième paire ; 2. Patte du mâle plus fortement grossie ; 3. Patte de la femelle au même grossissement (2).

du tarse qui vient s'appliquer sur la patte de la femelle, comme un ressort, rétrécissant l'ouverture de l'anneau qui serait trop large sans cela. C'est ainsi que les choses se passent notamment chez *X. analginus* et plusieurs espèces voisines. Chez d'autres espèces, la quatrième paire, restée normale, passe dans l'anneau du mâle et s'y maintient par la simple flexion de la jambe formant crochet. — Dans l'espèce d'Europe (*Xolalges scaurus*), les tubercules irréguliers du tarse du mâle jouent probablement le rôle de simples

(1) *Bulletin de la Soc. d'Et. Sc. d'Angers*, 1886, p. 137 (p. 52 du tirage à part).

(2) Nous devons ce cliché à l'obligeance de M. DEYROLLE, Directeur du *Naturaliste* (rue du Bac, 46).

crochets pendant l'accouplement, et peuvent être considérés comme le reste de l'anneau qui existe chez la plupart des autres espèces. — Notez, d'ailleurs, que la femelle fécondée qui sort de la peau de cette femelle accouplée a les deux paires de pattes postérieures normales, bien développées, semblables entre elles et toutes deux pourvues d'un ambulacre.

Xolalges analginus, Trt.

Bull. Soc. d'Et. sc. d'Angers, 1886, *l. c.*, p. 137 (p. 52 du tirage à part).

Modifiez la description de cette espèce (dont le mâle seul était connu), de la façon suivante :

Mâle ayant l'avant-dernier article de la quatrième paire de pattes *renflé et percé en forme d'anneau*, le tarse court, falciforme, glissant latéralement sur cet anneau, de manière à le rétrécir à volonté par sa flexion. — Un tubercule *en forme d'anneau* au milieu de la plaque notogastrique, au-dessus de l'anus.

Femelle accouplée, dépourvue de plaque notogastrique, semblable à une nymphe, mais s'en distinguant par la forme de la quatrième paire de pattes qui est courte, tronquée, dépourvue d'ambulacre et à extrémité *en forme de pilon ;* la troisième paire très grêle.

Femelle ovigère, allongée, à flancs parallèles, pourvue d'une plaque notogastrique qui ne s'étend pas jusqu'à l'extrémité de l'abdomen, les pattes postérieures bien développées, normales, n'atteignant pas l'extrémité de l'abdomen. Vulve de ponte en arc transversal, à lèvres fortement plissées, dépourvue d'épimérite.

Dimensions :	mâle,	*long.* 0^{mm} 25 :	*larg.* 0^{mm} 08.
	femelle accouplée,	*long.* 0 25 ;	*larg.* 0 08.
	femelle ovigère,	*long.* 0 33 ;	*larg.* 0 10.

Habitat. — Sur les Toucans et Aracaris (*Ramphastidæ*), et sur *Dendrœca æstiva*, *Elænea martinica*, etc., de la Guadeloupe (c'est cette dernière variété, plus petite que le type, que nous décrivons ici). — Une variété peu différente, à anneau de la plaque noto-gastrique très développé (Var. *pessophorus*), se retrouve sur *Mellirophates leucostephus*, Méliphage de la Nouvelle Guinée.

Xolalges astacopodus, *n. sp.*

Très semblable à l'espèce précédente, mais moins élancé, les téguments plus fortement teintés de roux et présentant en outre les caractères suivants :

Mâle à pattes de la quatrième paire plus grosses à leur extrémité qu'à leur origine, l'*anneau* du pénultième article *disposé obliquement* et non dans l'axe de flexion de la jambe. Organe génital large, en forme de W renversé, entre les épimères des pattes postérieures.

Femelle ovigère à abdomen moins allongé que chez celle de *X. analginus*, à pattes postérieures atteignant l'extrémité de l'abdomen ; la plaque notogastrique plus large, couvrant les côtés de l'abdomen et s'étendant jusqu'au niveau de la commissure antérieure de l'anus. — *Femelle accouplée* conformée comme celle de la précédente espèce.

Dimensions : mâle, *long.* 0^{mm} 22 ; *larg.* 0^{mm} 09.
femelle, *long.* 0 33 ; *larg.* 0 10.

Habitat. — Sur le Drongo à queue courte (*Chibia carbonaria*), de la Nouvelle-Guinée (Collection LAGLAIZE).

Xolalges spinosus, *n. sp.*

Espèce très grêle et très délicate, à téguments incolores et transparents, munis sur les côtés du sillon thoracique et à la plaque de l'épistome de *longs piquants qui ne sont pas des poils, mais des prolongements filiformes des téguments eux-mêmes.* D'ailleurs, semblable à *X. analginus*. — Dans les deux sexes le bord extérieur du sillon thoracique (qui termine latéralement le céphalothorax) forme *une pointe aigüe recourbée en arrière et en dessous;* les bords latéraux de la plaque de l'épistome se terminent par *deux pointes filiformes semblables à des poils* dirigés en arrière ; entre ces deux pointes s'insèrent deux poils grêles. Un poil long et fort et un piquant court sur les flancs en arrière du sillon thoracique. Une pointe plus grêle, mais semblable à celle du sillon thoracique en avant des deux paires de pattes postérieures de la femelle et de la troisième paire du mâle.

Mâle à abdomen terminé par deux lobes quadrilatères avec une échancrure plus ou moins profonde entre les deux ; chaque lobe portant deux poils longs et forts. Organe génital entre les épimères de la quatrième paire, surmonté d'un épimérite en arc.

Femelle ovigère à plaque notogastrique très étroite, portant en arrière deux paires de longs poils insérés, non à l'extrémité de l'abdomen, mais sur le dos ; l'extrémité de l'abdomen porte seulement deux poils courts recourbés l'un vers l'autre. Deux autres paires de poils longs et forts sur le dos, de chaque côté de la plaque notogastrique. Pattes postérieures dépassant un peu l'abdomen. Vulve à lèvres transversales, en accent circonflexe, dépourvue d'épimérite.

Femelle accouplée à pattes de la quatrième paire (normales) passées dans l'anneau des pattes du mâle et fléchies en forme de crochet. Les pattes de la troisième paire courtes, coniques et atrophiées.

Dimensions : mâle, *long.* 0mm 23 ; *larg.* 0mm 10.
femelle ovig., *long.* 0 30 ; *larg.* 0 10.

Habitat. — Sur *Todopsis cyanocephala* des Monts Arfak (Nouvelle-Guinée). — Collection Laglaize.

Quatrième Section : LES PROCTOPHYLLODÉS.

Genre PROCTOPHYLLODES, Robin.

Sous-genre Allanalges, Trt.

Ce sous-genre se rapproche surtout du S.-G. *Pterocolus.*

Allanalges bifoliatus, *n. sp.* (Pl. xxv, fig. 1, 1 *a*, 1 *b*).

Semblable à *A. podagricus*, mais à ventouse de l'ambulacre des pattes postérieures pointue en arrière et bifide, l'une des pointes plus forte que l'autre. Epimères antérieurs libres.

Mâle à abdomen formé de deux lobes accolés et comprimés terminés par deux lames transparentes à bord triangulaire, finement dentelé en forme de feuille ; chaque lobe portant en outre deux poils longs et forts. Pattes de la quatrième paire aussi grosses que celles de la troisième paire, mais plus courtes de toute la longueur du tarse. Organe génital allongé, en forme de pénis érigé, entre les épimères de la quatrième paire.

Dimensions : long. 0mm 50 ; *larg.* 0mm 25.

Habitat. — Un seul mâle trouvé sur le Mégapode (*Megapodius Freycineti*) de la Nouvelle-Guinée. — Collection Laglaize.

Sous-genre Pterocolus, Haller.

Pterocolus rotifer, *n. sp.* (Pl. xxv, fig. 2, 2 *a* et 3).

Grande et belle espèce à corps très large, d'un roux vif avec les épimères d'un roux foncé. Epimères antérieurs libres. Un poil long et un piquant grêle sur les flancs. L'abdomen divisé, dans les deux sexes, en *deux lobes très écartés* avec une échancrure arrondie en arrière de l'anus.

Mâle, ayant l'abdomen fortement échancré, avec une lame mince en demi-cercle au fond de l'échancrure ; chaque lobe continuant la ligne des flancs, étroit à sa base, dilaté en forme de disque à son extrémité; ce disque bordé d'une large feuille transparente en demi-cercle, plissée comme une collerette et dentelée sur son bord libre, en dedans et en arrière, comme une roue d'engrenage, portant environ 15 dents ; le bord externe de la feuille lisse et sans dents. Un petit piquant sur le bord interne de chaque lobe, près de l'origine de la feuille ; un poil long et fort à l'extrémité du lobe et un second semblable sur son bord externe. Ventouses copulatrices en avant du fond de l'échancrure ; organe génital en forme de pénis érigé, entre les épimères de la quatrième paire ; celle-ci n'atteignant pas l'extrémité des lobes abdominaux.

Femelle très semblable au mâle par sa forme générale, ayant l'abdomen terminé par deux lobes plus larges, moins écartés, *arrondis à leur extrémité* (et non pointus comme dans les autres espèces du genre), dépourvus de disques en collerette et portant deux longs poils disposés comme chez le mâle. Épimérite vulvaire large et fortement arqué. — *Nymphe*, plus semblable à celle des autres espèces du genre.

Dimensions : mâle, *long.* 0mm 68 ; *larg.* 0mm 35.
femelle, *long.* 0 67 ; *larg.* 0 35.

Remarque. — Malgré l'écartement des lobes abdominaux, cette espèce doit être considérée comme un *Pterocolus* parfaitement typique, et prouve, une fois de plus, les difficultés que présente le sectionnement du *G. Proctophyllodes*.

Habitat. — Sur le Méliphage à front blanc (*Mellirhophates leucostephus*), de la Nouvelle-Guinée. — Collection Laglaize.

Sous-genre Alloptes, Canestrini.

Alloptes corymbophorus, *n. sp.* (Pl. xxv, fig. 4).

Espèce voisine d'*A. petazophorus* (*Bull. Soc. d'Et. Scient. d'Angers*, 1886, p 143, — p. 59 du tirage à part), mais en différant par les caractères suivants :

Mâle ayant l'abdomen conique, sans trace de disque, terminé par deux lobes pointus soudés et étroitement accolés entre eux ; rostre entièrement recouvert par un prolongement de l'épistome mince et transparent, *en forme de corolle évasée en avant comme celle d'une tulipe*. Épimères antérieurs soudés en Y allongé. Première paire de pattes forte et allongée comme celle d'*A. petazophorus*, à tarse en forme d'hameçon, muni d'un fort crochet interne, et portant de gros piquants disposés comme dans cette espèce. Pattes de la quatrième paire plus courtes que l'abdomen. D'ailleurs semblable à l'espèce sus-nommée.

Dimensions : long. 0mm 45 ; *larg.* 0mm 18.

Habitat. — Sur *Ibis strictipennis* d'Australie. — Muséum de Paris.

Nous figurons comparativement *All. petazophorus* (Pl. XXV, fig. 5).

Alloptes syringophorus, *n. sp.*

Espèce voisine d'*A. hemiphyllus* et des autres espèces du même groupe, à pattes de la quatrième paire très développées chez le mâle. Epimères antérieurs affrontés mais libre.

Mâle, ayant l'abdomen conique, tronqué à son extrémité qui est amincie et à bord postérieur convexe, paraissant formé de deux lobes accolés et soudés, bordés sur leur bord interne d'une lame chitineuse d'un roux foncé, et percé avant son extrémité d'une ouverture longitudinale elliptique que borde la lame des lobes. De chaque côté, sur les flancs des lobes, deux poils longs et forts et un troisième plus grêle inséré plus en avant. Ventouses copulatrices à la base des lobes. Organe génital entre les épimères de la quatrième paire, allongé, soutenu par un arc en plein cintre et surmonté d'un *spicule très court* rabattu en arrière ; cet arc est sous tendu par deux épimérites droits se joignant à angle obtus, ouvert en avant, sur la ligne médiane. D'ailleurs semblable à *A. hemiphyllus.*

Femelle ovigère, ovale, ayant l'abdomen terminé par deux piquants ensiformes grêles, portés sur des *prolongements très courts*, rudimentaires, en forme de cône tronqué, avec un poil long à la base et en dehors de chacun d'eux. Vulve en V renversé, surmontée d'un large épimérite en arc qui suit le contour de la lèvre antérieure de cet organe.

Dimensions : mâle, *long.* 0^{mm} 37 ; *larg.* 0^{mm} 23.
femelle, *long.* 0 37 (sans les piquants) ; *larg.* 0 20

Habitat. — Sur le Chalybée noir (*Manucodia atra*) de la Nouvelle-Guinée. — Collection LAGLAIZE.

Section E. — Espèces formant le passage au sous-genre *Proctophyllodes* proprement dit.

Alloptes lonchophorus, *n. sp.*

D'un roux foncé, les épimères antérieurs libres.

Mâle ayant les pattes de la quatrième paire médiocrement développées, à peine plus fortes que celles de la troisième paire, mais dépassant sensiblement l'abdomen. En ovale court avec l'abdomen entier, portant de chaque côté de l'anus un prolongement en fer de lance qui n'est pas un poil modifié mais une expansion des téguments Deux poils longs et un grêle en dehors de ce prolongement. Ventouses copulatrices comme dans le s.-g. *Proctophyllodes.* Organe génital allongé surmonté d'un pénis très long, flagelliforme, dirigé d'abord en arrière, puis recourbé en avant et se dirigeant enfin en arrière de manière à dépasser l'extrémité des prolongements de l'abdomen.

Femelle, plus grande que le mâle, à abdomen terminé par deux lobes coniques, portant des prolongements ensiformes, avec un fort piquant a la base de chaque lobe et un poil grêle à la base des prolongements ensiformes. Épimérite vulvaire en arc très large, soutenant la lèvre antérieure de la vulve.

Dimensions : mâle, *long.* $0^{mm}38$ (avec les prol. abd.); *larg.* $0^{mm}20$.
femelle, *long.* 0 50 (sans les prol. ensif.); *larg.* 0 22.

Remarque. — Cette espèce pourrait aussi bien être placée dans le s.-g. *Proctophyllodes* proprement dit.

Habitat. — Sur le Méliphage à front blanc (*Mellirhophates leucostephus*), de la Nouvelle-Guinée. — Collection LAGLAIZE.

Alloptes flagellicaulus, *n. sp.*

Assez semblable au précédent, mais plus allongé, le piquant court des flancs remplacé par un poil grêle. Épimères antérieurs libres.

Mâle ayant l'abdomen conique, bilobé, avec une échancrure en plein cintre entre les deux lobes; un poil long et grêle à l'extrémité de chaque lobe, un second poil semblable plus en dehors et en avant; deux poils grêles, plus en avant, dont l'antérieur très grêle. Ventouses copulatrices *sessiles*, de chaque côté de l'anus. Organe génital pyriforme, au milieu d'un cadre elliptique ouvert en arrière, portant un pénis flagelliforme dirigé d'abord en arrière, puis recourbé en avant, et finalement en arrière, sa pointe atteignant le niveau des ventouses copulatrices. Pattes de la quatrième paire à tarse muni d'un ongle court et d'un ambulacre, dépassant très peu l'abdomen.

Dimensions : long. $0^{mm}47$; *larg.* $0^{mm}20$.

Habitat. — Sur la Bécassine (*Scolopax gallinago*), de France.

Sous-genre PTERODECTES, ROBIN.

Pterodectes intermedius, *n. sp.* (Pl. XXV, fig. 10).

Cette remarquable espèce peut être considérée comme intermédiaire aux trois ou quatre sous-genres de *Proctophyllodes*; en effet, elle se rapproche d'*Alloptes* par la force plus grande de sa quatrième paire de pattes ; de *Pterocolus* par la forme conique de son abdomen ; de *Proctophyllodes* par les feuilles qui terminent cet abdomen, et enfin de *Pterodectes* par la forme des organes génitaux. — Épiméres antérieurs libres. Plaque notogastrique criblée.

Mâle ayant l'abdomen conique, formé de deux lobes accolés, amincis à leur extrémité, de manière à former deux feuilles transparentes à bord libre tronqué, qui rappellent celles des *Proctophyllodes* typiques. Un très court poil grêle inséré sur chacune de ces feuilles. Un poil long et grêle en dehors et un poil très long et très fort plus en avant à la base du lobe. Organe génital en forme de poignard, à spicule médiocre rabattu en arrière, à la base des lobes abdominaux ; ventouses copulatrices vers les deux tiers postérieurs de ces lobes. Pattes de la quatrième paire un peu plus fortes que celles de la troisième, n'atteignant pas l'extrémité des feuilles abdominales.

Femelle semblable à celles des *Proctophyllodes* typiques par la forme des prolongements de son abdomen. Épimérite vulvaire en arc formant plus d'un demi cercle.

Dimensions : mâle, *long.* 0^{mm} 40 ; *larg.* 0^{mm} 15.
femelle, *long.* 0 60 (avec les prol. abd.) ; *larg.* 0 20.

Habitat. — Sur le Gobe-mouche d'Amérique (*Elænea martinica*), et sur le Fringille noir (*Loxigella noctis*), de la Guadeloupe (Antilles).

Pterodectes securiclatus, *n. sp.*

Allongé, atténué en arrière, d'un roux foncé. Les épimères de la deuxième paire réunis par une barre transversale souvent incomplète chez la femelle. Pattes plus courtes que l'abdomen.

Mâle ayant l'abdomen bilobé terminé par deux feuilles transparentes en forme de couperet, c'est-à-dire à bord externe en demi-cercle, à bord interne droit ou concave, et à extrémité en pointe mousse, croisée avec celle du côté opposé. Organe génital en forme d'épée, terminé par une longue pointe rabattue en arrière et dépassant l'extrémité des feuilles abdominales.

Femelle, plus longue que le mâle, à barre transversale des épimères antérieurs incomplète, formant seulement une croix à l'extrémité des épimères de la première paire. Épimérite vulvaire en fer à cheval formant les trois quarts d'un cercle et relié aux épimères des pattes postérieures. D'ailleurs semblable aux autres espèces du genre.

Dimensions : mâle, *long.* 0^{mm} 60 ; *larg.* 0^{mm} 15.
femelle, *long.* 0 70 (sans les app. ensif.) ; *larg.* 0 20.

Habitat. — Sur le Méliphage à front blanc (*Mellirhophates leucostephus*), de la Nouvelle-Guinée. — Collection LAGLAIZE.

Pterodectes reticulifer, *n. sp.* (Pl. xxv, fig. 6 et 7).

Cette espèce, remarquable par ses caractères accusés et sa grande taille, a été trouvée sur une Alouette de l'Amérique du Nord (un seul individu).

Mâle : *long.* (sans les feuilles) : 0^{mm} 45.

Habitat. — Sur l'Alouette hausse-col (*Otocorys cornuta* ou *Eremophila alpestris*) de Californie. L'alouette hausse-col habite également le Nord de l'Europe et de l'Asie.

Pterodectes pennifer, *n. sp.* (Pl. xxv, fig. 8 et 9).

Nous nous contentons de donner ici la figure de ce type aux proportions robustes, toutes ces espèces si voisines ayant besoin d'être décrites comparativement, ce que nous réservons pour un travail ultérieur.

Habitat. — Sur le gobe-mouche (*Notodela leucura*), des monts Himalaya. — Collection du Muséum.

Paris, le 1er Août 1888.

APPENDICE.

NOTE sur l'emploi de la photographie microscopique pour l'illustration des *Sarcoptides plumicoles.*

L'emploi de la photographie microscopique, en zoologie descriptive, est resté jusqu'ici très restreint. On s'en est servi, au contraire, depuis longtemps, en botanique, pour avoir des figures très exactes et très belles de *Diatomées*. En zoologie, nous ne connaissons guère que le livre de H. LOEW (1), publié il y a plus de vingt-cinq ans, et qui donne, sur 26 planches photographiques, un très grand nombre de figures d'aile de Diptères reproduisant, avec une parfaite exactitude, les caractères des nervures qui servent à la classification de ces insectes.

Cet exemple nous indique déjà quelles sont les conditions essentielles que doivent remplir les objets disposés en préparations microscopique pour donner de bonnes images photographiques : il faut que ces objets soient peu déformables, suffisamment plats et transparents. Les Diatomées et les ailes des Diptères remplissent généralement très bien ces deux conditions.

Les Acariens en général, et plus particulièrement les Sarcoptides plumicoles, les remplissent aussi, bien qu'à un moindre degré. Ces animaux de très petite taille, ordinairement plats ou faiblement bombés, à squelette chitineux à la fois résistant et transparent, au moins en partie, sont faciles à préparer pour l'examen microscopique et se déforment peu par la compression entre deux verres. Avec quelque soin on obtient des préparations nettes et régulières, *très propres* surtout, les seules qui puissent servir pour une reproduction photographique, soit de l'animal entier à un faible grossissement, soit de ses différentes parties avec un objectif plus puissant.

Le principal défaut, — signalé, d'ailleurs, depuis longtemps — d'une image de ce genre, faite par transparence, c'est qu'elle repro-

(1) *Die europäischen Bohrfliegen* (Trypotidæ), *erläutert durch photograph. Flügelabbildung*, mit 26 phot. tafln. (Wien, 1861).

duit, sans distiction, à la fois les parties qui appartiennent à la face dorsale et celles qui appartiennent à la face ventrale. Ce défaut, du reste, est peut-être moins sensible chez les Sarcoptides que dans tout autre groupe ; la face ventrale étant chez eux, de beaucoup la plus compliquée et la plus intéressante, il suffit de mettre bien au point cette face ventrale, et l'image photographique viendra assez nettement pour que tout ce qui appartient à la face dorsale passe à peu près inaperçu sur l'épreuve.

Un autre défaut provient de la difficulté que l'on éprouve, surtout avec un fort grossissement, à mettre simultanément au point des parties qui ne sont pas sur le même plan pendant la vie de l'animal, et qui malgré la compression entre deux verres, dans la préparation, ne peuvent s'y trouver que très approximativement : les ambulacres de l'extrémité des pattes et les ventouses copulatrices de l'abdomen, par exemple, ou les différentes parties du rostre.

Malgré ces difficultés, les Sarcoptides du groupe qui nous occupe ici présentent des formes si compliquées, si variées d'une espèce et d'un sexe à l'autre, si étranges et si élégantes en même temps, qu'une nombreuse série de ces formes bien déterminées, reproduites par la photographie, offrira toujours un immense intérêt. — L'image photographique étant *la réalité même*, présente un aspect plus saisissant qu'un dessin, même très complet, mais dans l'exécution duquel il faut tenir compte de *l'interprétation*, qui est le coefficient personnel de l'artiste, fut-il doublé d'un naturaliste.

Et cependant, nous n'hésitons pas à le dire, une bonne figure au trait, exécutée à la chambre claire par un artiste compétent, c'est-à-dire par le naturaliste lui-même, donnera toujours plus clairement et avec plus de précision, les caractères d'une espèce nouvelle, qu'une photographie, si parfaite qu'elle soit.

Mais le travail à la chambre claire est long et fatiguant. C'est ici que la photographie peut venir utilement en aide au dessinateur en lui donnant rapidement, et avec autant de précision que la chambre claire, le croquis dont il a besoin pour son dessin définitif. La photographie, une fois obtenue, on en tire facilement un décalque que l'on rectifie au besoin, et sur lequel on corrige, on ajoute ou l'on supprime les détails qui ne sont pas bien venus ou qui ne sont pas nécessaires à l'intelligence du dessin : les parties qui appartiennent à la face dorsale, par exemple, sur une image de la face ventrale.

Enfin, si le naturaliste ne peut faire lui-même ses dessins, il lui est à peu près impossible d'exiger d'un dessinateur ordinaire le travail à la chambre claire qui demande une certaine habitude. A l'aide de la photographie, au contraire, qui lui permet de faire des décalques exacts sans avoir aucune notion du dessin, il peut guider le premier dessinateur venu et obtenir des figures aussi bonnes que s'il les avait faites lui-même.

En résumé, la photographie facilite et abrège le travail à la chambre claire; elle permet de confier une bonne partie du travail d'illustration, et non la moins fastidieuse, à un dessinateur étranger à la science; enfin, elle laisse entre vos mains une collection d'épreuves photographiques très intéressantes par elles-mêmes et qui sont en quelque sorte, la *preuve* de l'exactitude de vos dessins. — Ces raisons suffisent, à notre avis, pour que nous préconisions ce procédé.

Pour donner un spécimen de microphotographie appliquée aux Sarcoptides plumicoles, nous avons choisi une des espèces les plus remarquables et les plus curieuses parmi celles que nous avons décrites récemment et qui n'ont pas encore été figurées d'une façon régulière.

La *Freyana* (*Michaelichus*) *caput-medusæ* (TROUESSART, *Bulletin de la Société d'Etudes scientifiques d'Angers*, 1886, p. 100; p. 16 du tirage à part), est très intéressante en raison du polymorphisme que présentent les mâles, particularité sur laquelle nous avons déjà (1) appelé l'attention : il est presque impossible de trouver deux mâles exactement semblables. En outre, presque tous ces mâles *sont plus ou moins asymétriques*. La préparation de cette espèce, et par suite sa reproduction par la photographie présentent des difficultés beaucoup plus grandes que celles de la plupart des autres plumicoles. On en jugera par l'examen des deux planches annexées au présent mémoire.

(1) *Le Naturaliste*, 15 août 1887 (*Le Polymorphisme des mâles chez les Arthropodes*), p. 180, avec 3 fig. dans le texte.

La figure ci-jointe (1), est destinée à donner une idée du poly-

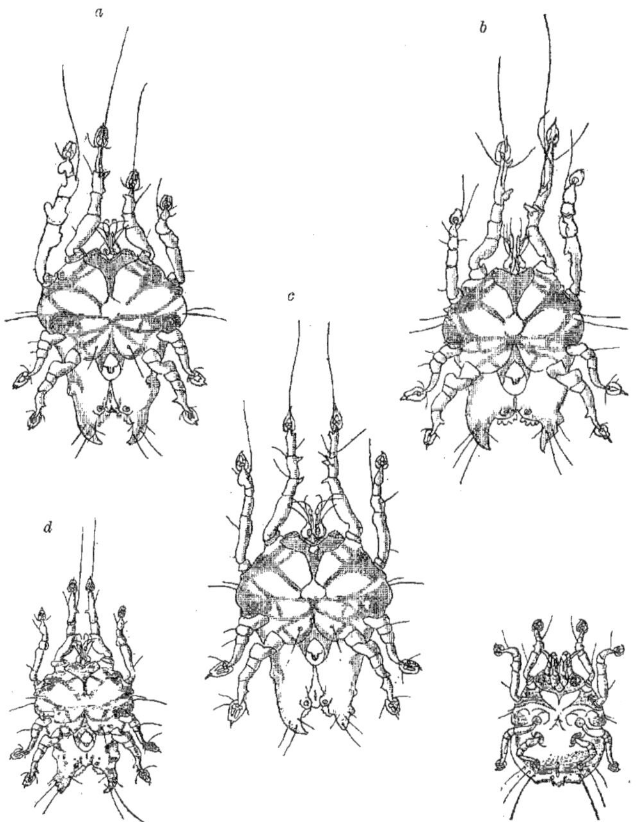

Fig. 2. — *Freyana (Michaelichus) caput-medusæ.*

Principales formes de l'adulte : *a*, *b*, *c*, mâles hétéromorphes ; *d*, mâle homéomorphe ; *e*, femelle ovigère ; (grossissement $\frac{20}{1}$ environ).

(1) Nous devons la communication de cette planche à l'obligeance de M. DEYROLLE, Directeur du *Naturaliste* (46, rue du Bac. à Paris).

morphisme de ce type qui vit sur tous les oiseaux du genre Fou (*Sula*). Nous avons figuré comparativement les trois principales formes de *mâles hétéromorphes* que nous connaissions, le mâle *homéomorphe* et la femelle qui diffère beaucoup de ses mâles et qui seule présente la forme typique du genre *Freyana*.

Nos deux photographies microscopiques représentent, à un fort grossissement, les deux premières formes (*a* et *b*) qui sont les plus tranchées Toutes deux ont été trouvées sur le même oiseau (*Sula piscatrix*) provenant des îles Seychelles.

La pl. XXVI représente la forme *a* (type de l'espèce), où la patte externe (à droite ou à gauche), des deux paires antérieures, est la plus développée, les deux médianes formant la gradation vers la plus courte située de l'autre côté ; le rostre est court, à palpes grêles, allongés, à poils très longs, frisés et contournés (d'où le nom de « *caput-medusæ* »).

La pl. XXVII représente la forme *b* où les deux pattes médianes (ou de la 1re paire) sont les plus développées. Le rostre est allongé, à palpes moins grêles que dans la forme précédente, mais les poils sont courts et droits ; on voit, en outre, la lèvre inférieure sous forme d'une membrane bifide à pointes triangulaires divergentes. Dans cette variété, les lobes abdominaux sont asymétriques, ce qui est l'ordinaire ; chez l'individu figuré sur la planche précédente, ils sont très exceptionnellement symétriques.

Ces photographies ont été exécutées par M. MORET (1) à l'aide du microscope photographique du Dr VIALLANES construit par M. DUMAIGE (22, rue St-Merry, à Paris). Cet appareil est décrit dans l'ouvrage du Dr VIALLANES intitulé : *La photographie appliquée aux études d'anatomie microscopique* (1886, GAUTHIER-VILLARS, éditeur).

(1) Nous ne saurions trop recommander ce jeune artiste (M. MORET, 10, rue Méchain, près du faubourg St-Jacques), aux micrographes qui ne voudraient pas faire eux-mêmes leurs photographies microscopiques. Ils trouveront en lui un aide intelligent, d'une complaisance inépuisable, très bien monté pour la microphotographie, et dont les prix sont fort modérés en comparaison de ceux des photographes de profession.

EXPLICATION DES PLANCHES.

PLANCHE XXII.

Fig. 1*a*. — *Freyana tarandus*, mâle, face dorsale, gross. 65 diam.

Fig. 1*b*. — Id. ambulacre d'une patte post., gr. 130 diam.

Fig. 1*c*. — Id. extrémité de l'abdomen, face ventrale, gross. 65 diam.

Fig. 2. — Femelle du même, face dorsale, gross. 65 diam.

Fig. 3. — *Freyana marginata*, var. *grandiloba*, femelle ovigère, face ventrale, gross. 65 diam.

Fig. 4*a*. — *Freyana marginata*, mâle homéomorphe (var. type), face ventrale, gross. 65 diam.

Fig. 4*b*. — Id. mâle hétéromorphe (var. *grandiloba*), abdomen, face ventrale, gross. 65 diam.

Fig. 5*a*. — *Pterolichus corniger*, mâle, face dorsale, gr. 65 diam.

Fig. 5*b*. — Id. patte de la 1re paire, face dorsale, gross. 240 diam.

Fig. 6. — *Pseudalloptes thoracosathes*, femelle ovigère, abdomen, face ventrale, gross. 100 diam.

Fig. 7. — Id. mâle, face ventrale, gross. 100 diam.

PLANCHE XXIII.

Fig. 1. — *Syringobia chelopus*, mâle, face ventrale, gr. 65 diam.

Fig. 1*a*. — Id. patte postérieure droite, gross. 130 diam.

Fig. 2. — Id. femelle ovigère, face ventrale, gr. 65 d.

Fig. 3. — *Dermoglyphus vermicularis*, mâle, face ventrale, gross. 65 diam.

Fig. 3*a*. — Id. femelle ovigère, face ventrale, gr. 65 d.

Fig. 4. — *Xoloptes forcipatus,* mâle, abdomen, face ventrale, gross. 130 diam.

Fig. 5. — *Neumannia chelifer,* mâle, face ventrale, gr. 100 d.

Fig. 6. — Id. femelle ovigère, face ventrale, gr. 100 d.

Fig. 7. — *Pteronyssus* (*Mesalges*) *elephantopus,* mâle, abdomen, face ventrale, gross. 100 diam.

Fig. 8. — *Pteronyssus* (*Mesalges*) *spinosus,* mâle homéomorphe, abdomen, face dorsale, gross. 100 diam.

Fig. 9. — Id. mâle hétéromorphe (var. *obesus*), abdomen, face dorsale, gross. 100 diam.

PLANCHE XXIV.

Fig. 1. — *Megninia effeminata,* mâle hétéromorphe, face ventrale, gross. 100 diam.

Fig. 2. — Id. mâle homéomorphe, face ventrale, gross. 100 diam.

Fig. 3. — Id. femelle ovigère, face ventrale, gr. 100 d.

Fig. 4. — *Megninia pappus,* mâle, face ventrale, gr. 65 diam.

Fig. 5. — *Pteronyssus integer,* mâle, face ventrale, gr. 100 d.

Fig. 6. — *Analloptes pallens,* mâle, abdomen, face ventrale, gross. 130 diam.

Fig. 7. — *Protalges longitarsus,* mâle, face ventrale, gr. 65 d.

Fig. 8. — *Protalges affinis,* mâle, pattes postérieures gauches, même gross.

Fig. 9. — *Nealges Poppei,* mâle, face ventrale, gross. 65 diam.

Fig. 10. — *Anasicudion Landoisi*, mâle, face ventrale, gr. 65 d.

Fig. 10*a*. — Id. femelle ovigère, vulve de ponte, gross. 130 diam.

Fig. 10*b*. — Id, femelle accouplée, abdomen, face dorsale. gross. 130 diam.

Fig. 10*c*. — Id. larve, abdomen, face dorsale, gr. 130 d.

PLANCHE XXV.

Fig. 1. — *Allanalges bifoliatus*, mâle, face ventrale, gr. 100 d.

Fig. 1*a*. — *Allanalges bifoliatus*, mâle, ambulacre des pattes antér., gross. 320 diam.

Fig. 1*b*. — Id. mâle, ambulacre de la 4e paire, gr. 320 d.

Fig. 2. — *Pterocolus rotifer*, mâle, face ventrale, gr. 65 diam.

Fig. 2*a*. — Id. mâle, lobe gauche de l'abdomen, gr. 130 d.

Fig. 3. — Id. femelle, face ventrale, gross. 65 diam.

Fig. 4. — *Alloptes corymbophorus*, mâle, face ventrale, gross. 100 diam.

Fig. 5. — *Alloptes petazophorus*, mâle, face ventrale, gr. 100 d.

Fig. 6. — *Pterodectes reticulifer*, mâle, abdomen, face ventr., gross. 130 diam.

Fig. 7. — Id. femelle, abdomen, face ventr., gr. 130 d.

Fig. 8. — *Pterodectes pennifer*, mâle, abdomen, face ventrale, gross. 130 diam.

Fig. 9. — Id. femelle, abdomen, face vent., gr. 130 d.

Fig. 10. — *Pterodectes intermedius*, mâle, abdomen, face ventrale, gross. 160 diam.

PLANCHE XXVI.

Microphotographie reproduite par la Glyptographie.

Freyana (*Michaelichus*) *caput-medusæ*, mâle hétéromorphe (forme ayant les deux pattes antérieures les plus longues du même côté et le rostre chevelu), grossissement $\frac{100}{1}$, environ.

PLANCHE XXVII.

Microphotographie reproduite par la Glyptographie.

Freyana (*Michaelichus*) *caput-medusæ*, mâle hétéromorphe (forme ayant les deux pattes de la 1re paire les plus longues, et le rostre à poils courts), gross. $\frac{100}{1}$, environ.

Erratum.

Par suite d'une transposition la Planche XXIV a été signée : MORET *phot.* au lieu de NEUMANN *del.*, et la Planche XXVII : NEUMANN *del.* au lieu de MORET *phot.*

Lille Imp. L. Danel.

BULLETIN SCIENTIFIQUE

COLLECTION DES PREMIÈRES SÉRIES

(En vente chez O. DOIN, Éditeur, 8, place de l'Odéon, PARIS).

PREMIÈRE SÉRIE,

Dirigée par MM. GOSSELET, DESPLANQUE et DEHAISNE.

				Prix :
Tome	I.	— 1869	(Quelques volumes).	10 fr.
»	II.	— 1870	(Épuisé).	
»	III.	— 1871	Id.	
»	IV.	— 1872	Id.	
»	V.	— 1873	(Quelques volumes).	10 fr.
»	VI.	— 1874	Id.	—
»	VII.	— 1875	Id.	—
»	VIII.	— 1876	(Épuisé)	
»	IX.	— 1877	Id.	

DEUXIÈME SÉRIE,

Dirigée par ALFRED GIARD.

Tome	X.	— 1878	(Épuisé).	
»	XI.	— 1879	Id.	
»	XII.	— 1880		8 fr.
»	XIII.	— 1881		—
»	XIV.	— 1882		—
»	XV.	— 1883		—
»	XVI.	— 1884-85		—
»	XVII.	— 1886	(Quelques volumes).	15 fr.
»	XVIII.	— 1887	Id.	—

TROISIÈME SÉRIE,

Dirigée par ALFRED GIARD.

Tome	XIX.	— 1888		20 fr.

Lille Imp. L. Danel.

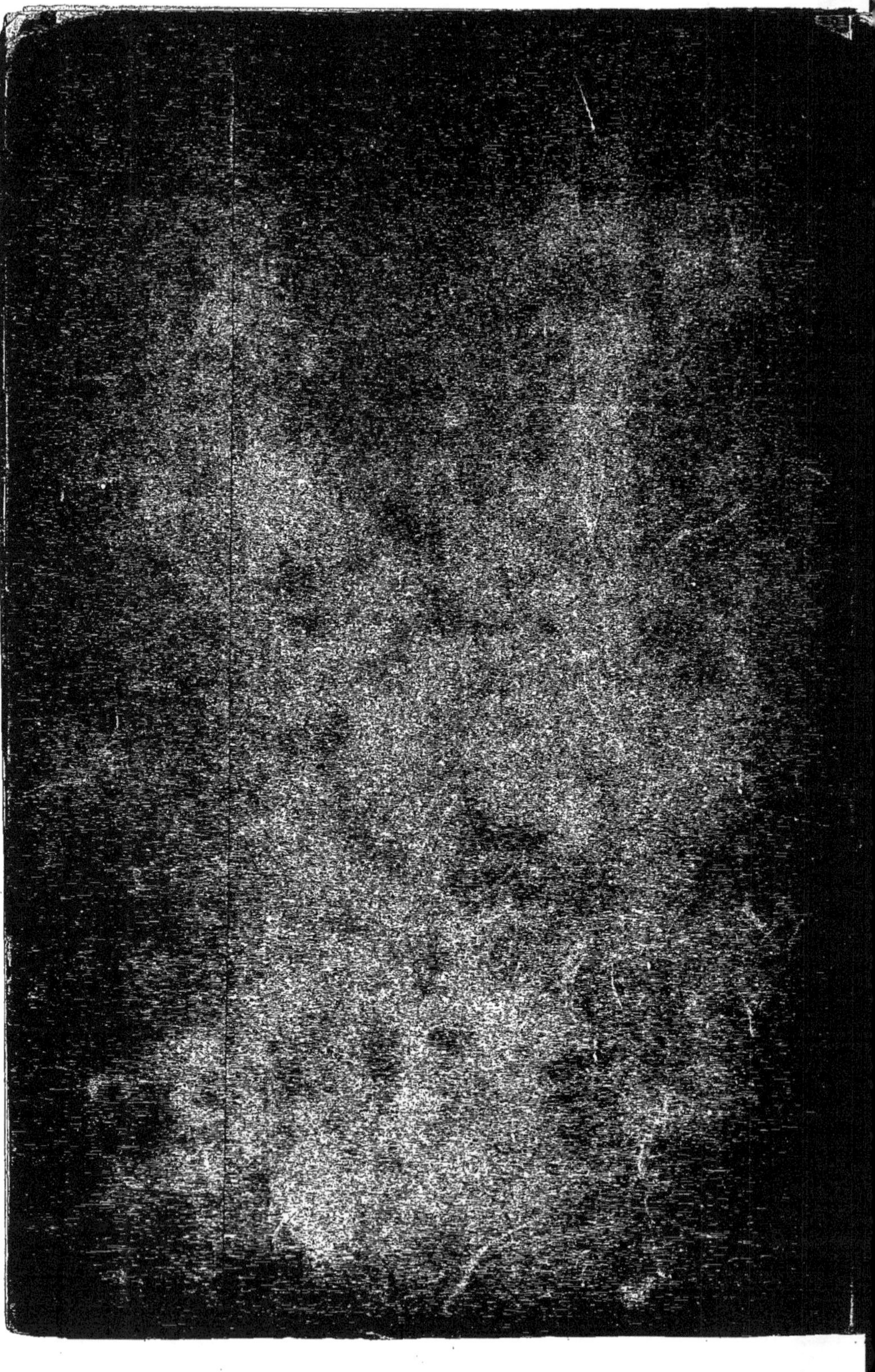

www.ingramcontent.com/pod-product-compliance
Ingram Content Group UK Ltd.
Pitfield, Milton Keynes, MK11 3LW, UK
UKHW020347250726
13967UKWH00005B/2155